汤敬东　著

腔内静脉治疗学

QIANGNEIJINGMAI ZHILIAO XUE

U0295539

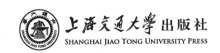

上海交通大学出版社
SHANGHAI JIAO TONG UNIVERSITY PRESS

内容提要

　　静脉功能不全是中老年患者最为常见的周围血管疾病。随着近年高端技术的发展，该病的治疗已经由传统的手术转变为静脉腔内微创治疗。本书从静脉解剖、静脉的非创伤性检查和静脉的病理生理学论述了静脉功能不全的病因及疾病的自然史，对目前主流的隐静脉腔内治疗方法，包括射频消融术、激光热消融术进行了详细的介绍和讨论，对传统的化学消融术、日间病房静脉切除术的发展及与腔内治疗手段的联合应用进行了归纳，同时对较有争议的穿通静脉和较复杂的静脉曲张复发及蜘蛛痣的治疗进行了介绍。本书适合从事血管外科工作的医疗工作者阅读。

图书在版编目(CIP)数据

腔内静脉治疗学/汤敬东著. —上海:上海交通大学
出版社,2016
ISBN 978 - 7 - 313 - 15000 - 4

Ⅰ.①腔…　Ⅱ.①汤…　Ⅲ.①腔静脉-静脉注射-
输液疗法　Ⅳ.①R457.2

中国版本图书馆 CIP 数据核字(2016)第 112561 号

腔内静脉治疗学

著　　者:汤敬东
出版发行:上海交通大学出版社
邮政编码:200030
出 版 人:韩建民
印　　制:上海华业装潢印刷有限公司
开　　本:787mm×1092mm　1/16
字　　数:196 千字
版　　次:2016 年 6 月第 1 版
书　　号:ISBN 978 - 7 - 313 - 15000 - 4/R
定　　价:68.00 元

地　　址:上海市番禺路 951 号
电　　话:021 - 64071208
经　　销:全国新华书店
印　　张:8.75
印　　次:2016 年 6 月第 1 次印刷

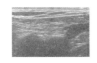

前　言

　　静脉系统是血液回流心脏的管道,并且静脉管径是向心性递增,终末端静脉是静脉的最小结构,静脉窦是静脉的最大结构。了解胸部、腹部及外周静脉系统解剖结构是静脉腔内手术的基础。本书主要讲下肢静脉,并将其分为 3 个部分:深静脉、浅静脉及穿通支。被肌肉所包裹的为深静脉,行走于皮下和深筋膜之上的为浅静脉,沟通两者的为穿通支。

　　慢性静脉功能不全包括从蜘蛛样血管改变、静脉曲张到静脉性溃疡的一系列临床症状,普通人群中约有 20% 的静脉功能不全患者不伴有皮肤改变,主要为女性。关于静脉曲张的文献最早可以追溯到古埃及和希腊时期,在雅典的一个神庙中我们可以看到关于静脉曲张的早期图像记载。

　　现在,人们已经明确了真正的原发的静脉曲张并不常见,大部分都是由于相联或相关的静脉功能障碍,而引起的浅静脉的表现。故静脉曲张这个诊断,在当前医疗活动中使用的越来越少。取而代之的是静脉功能不全或静脉功能障碍。

　　腔内治疗对于血管外科而言,是一个革命性的改变。但由于静脉功能不全对曲张静脉进行治疗而言,却又不尽如此说。因为,从 20 世纪 90 年代后,作为瓣膜功能重建手术因疗效和代价的不等的原因,而未被推而广之。当前对于此类疾病的手术治疗,本质上仍属于毁损性治疗,即应用各种物理或化学的手段将病变的静脉毁损,使得无血流化,从而达到去除相关症状的目的。本书所介绍的静脉腔内治疗也属于毁损类手术,只是与传统的抽剥术相比,更微创些,本质上并无区别。因此,这种腔内静脉治疗学只能是现阶段的一种总结,是向将来修复术过渡中的一种总结。

　　要明白一种疾病的发生、发展及转归,其解剖构造,以及这些构造带来的血流动力学变化,是必须首先要了解的。本书从静脉解剖、静脉的非创伤性检查和静脉的病理生理学论述了静脉功能不全的病因及疾病的自然史,试图通过解剖学给合相关的血流动力学,明晰当前主流手术设计的原理。

　　本书的主要内容还是对目前主流的隐静脉腔内治疗方法:包括射频消融术、激光热消融术进行了详细的介绍和讨论,对传统的化学消融术、日间病房静脉切除术的发展及与腔内治疗手段的联合应用进行了归纳,同时对较有争议的穿通静脉和较复杂的静脉曲张复发及蜘蛛痣的治疗进行了介绍。

　　由于本人水平有限,对书中的不足之处,还望读者不吝赐教!

Contents

目　　录

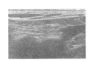

第 1 章

静 脉 解 剖

1.1 概述

　　慢性静脉功能不全是最为常见的周围血管疾病,人群患病率高达约 27%。中老年患者多见,常有遗传性。主要临床表现包括下肢浅表静脉曲张,甚至卷曲成团似蚯蚓状,一般以小腿明显,严重者大腿也可见曲张的静脉;患者可以有腿部沉重、乏力、酸胀、刺痛、麻木感、水肿、瘙痒感,久立或行走后症状加重;若病程较长,在疾病后期可出现皮肤营养性改变,如皮肤粗糙、萎缩、脱屑、色素沉着、湿疹、浅表静脉血栓硬结形成、静脉性溃疡(俗称"老烂腿")。部分患者出现患处血管破裂急性出血,或慢性皮肤溃疡经久不愈,有恶变的可能。此类疾病涉及的下肢静脉病变范围,可局限于浅表静脉、交通支静脉、深静脉或累及整个下肢静脉系统。慢性静脉疾病的临床症状由轻到重可大致分为蜘蛛痣、静脉曲张,静脉溃疡。不伴皮肤改变的静脉曲张患者占总人数的 20%,而其中大多数为女性。

1.2 历史

　　人们在古埃及和古希腊人的文字中找到了有关静脉曲张的文字,这说明静脉疾病早在那个时候就已经认识了。许多有关静脉疾病的历史文献中都提到在雅典国家博物馆展出的匾额上,一个人握着一条肿胀的腿,腿上曲张的静脉清晰可见。

　　祖国传统医学称此类疾病为"筋瘤病",若伴有静脉性溃疡发生则称为"臁疮"。认为导致此病的主要原因是由于患者先天禀赋不足,脉道薄弱,加之久立、久行、久蹲、过度劳累,或受风寒、湿痹侵袭,致脉道损伤,以致气滞血瘀,经脉失养,气滞于下,脉道通运无力,弛张无度,血壅于下,则瘀血阻脉,壅胀过甚,血管迂曲怒张,形成筋瘤,滞瘀湿寒并存,则生热胀痛,湿热下注,腐伤络脉皮肤,则皮肤溃烂成疮,形成臁疮。

1.3 命名

　　随着静脉疾病的诊断和治疗方法的不断扩充,国际跨学科委员会对术语的命名进行了修订,新的命名有所扩充且更精炼,这要归功于超声和临床外科解剖学的进展。大隐静脉的

3种名称 long，greater，internal saphenous vein，统一用 great saphenous vein 代替。LSV 既是 long saphenous vein 的缩写，又是 lesser saphenous vein 的缩写，这是容易引起误解的，因此这个简称已经取消。而小隐静脉的3种名称 short，external，lesser saphenous vein，也由 small saphenous vein 替代，简称 SSV。

1.4 解剖

整个静脉系统起始于由毛细血管汇合而成的小静脉，静脉的管径随着与心脏距离的接近而逐渐增大。小静脉是最小的结构，腔静脉则是最大的结构。对于血管外科医生来说，认识胸腹部以及四肢静脉系统之间的解剖关系是十分重要的，尤其是从解剖学的角度来看（见图1-1）。下肢静脉与本书所述内容密切相关，可分为3部分：深静脉、浅静脉以及穿通静脉。下肢的静脉位于两个筋膜室内：深筋膜室、浅筋膜室。深静脉位于深筋膜室，被肌筋膜

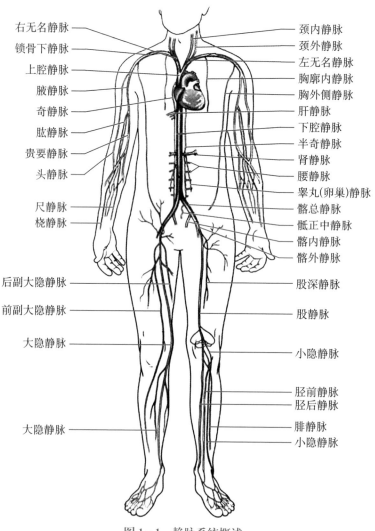

图1-1 静脉系统概述

包绕;浅静脉位于浅筋膜室,被上方的真皮
层和下方的肌筋膜层包绕;穿通静脉则是指
穿过肌筋膜,连接浅静脉与深静脉的静脉;
交通静脉则是分别在浅静脉和深静脉系统,
连接浅静脉和浅静脉或深静脉和深静脉的
静脉。

　　静脉壁由三层组成:内膜层,中间层,外
膜层。很显然,静脉的中间肌层比需要承受
更大压力动脉的肌层要薄得多。静脉瓣由内
膜延伸而成,是一个单向活瓣结构,起到防止
血液反流的作用(见图 1 - 2)。

　　对大隐静脉行热消融或化学消融术的
外科医生需要对隐室非常熟悉。有关于隐
室在 B 超解剖的重要性我们将在第 2 章详
细讨论。隐室的横切面(见图 1 - 3)很好地
描绘了在大隐静脉手术治疗中需要注意的
解剖关系,其中最重要的一点是大隐静脉

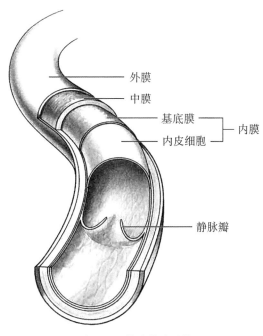

图 1 - 2　静脉管壁结构

行走于肌肉筋膜之上,被隐筋膜包绕。隐筋膜是皮下组织的一层膜性结构,覆盖于隐
静脉之上。平行穿过隐室的静脉称为"副"静脉,而那些斜穿隐室的静脉则称为"旋"
静脉。位于肌肉筋膜浅层的可压缩组织是手术治疗的主要目标,当然位于肌肉筋膜
深层的组织经手术治疗则有可能导致严重的后果。不可压缩的组织一般来说是指动
脉。穿通静脉必须穿过肌肉筋膜,这样它才能将血液由浅静脉系统输送至深静脉
系统。

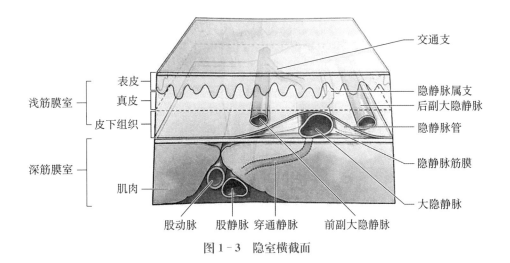

图 1 - 3　隐室横截面

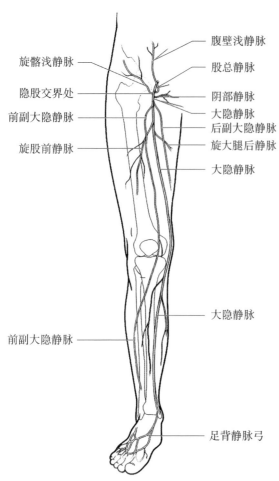

旋髂浅静脉

隐股交界处

前副大隐静脉

旋股前静脉

前副大隐静脉

腹壁浅静脉

股总静脉

阴部静脉

大隐静脉

后副大隐静脉

旋大腿后静脉

大隐静脉

大隐静脉

足背静脉弓

图 1-4　浅静脉解剖(前面)

大隐静脉起源于足内侧,并且接受来自足底深部的静脉血,自内踝前方,沿小腿前内侧面上行,经过膝关节内后方,在大腿内侧面继续上行,最终汇入股总静脉,这个汇入点称为隐股交界处(SFJ)(见图 1-4)。

大隐静脉的终末静脉瓣就位于隐股交界处,下一个静脉瓣距其约 1 cm。自小腿上半部分至腹股沟这一段的大隐静脉一般都走行于隐室内,用多普勒超声对这层筋膜显影,是找寻大隐静脉的重要标志;隐室向浅层与强回声的隐筋膜连接,向深层则与肌肉筋膜连接。

在腹股沟处,汇入股总静脉之前,大隐静脉还接受来自阴部外静脉、腹壁浅静脉以及旋髂浅静脉的血液。与人体其他部位的解剖一样,对变异的认识有助于我们正确的诊断以及治疗疾病。有报道称 20% 的病例中大隐静脉变异为两条,然而,在最近的研究中证实,真性变异,即两条静脉走行于一个隐室的情况仅占 1%。走行于隐筋膜外的大静脉又称为副隐静脉,可与大隐静脉平行走行,而被误认为是大隐静脉的变异。

副隐静脉是一段与隐静脉平行上行的静脉。它们可能在主干的前方、后方或者是浅层。名称"前副大隐静脉(anterior accessory great saphenous vein,AAGSV)"用来描述在大隐静脉前方并与之平行上升的静脉,适用于大、小腿。名称"后副大隐静脉(posterior accessory great saphenous vein,PAGSV)"则用来描述在大隐静脉后方并与之平行上升的静脉,同样适用于大、小腿。名称"浅副大隐静脉(superficial accessory great saphenous vein,SAGSV)"用来描述在大隐静脉浅层并与之平行上升的静脉,适用于大、小腿。

"旋静脉"则是指斜向注入大隐静脉的静脉。旋股后静脉(posterior thigh circumflex vein,PTCV)几乎在所有的病例中都能见到,而旋股前静脉(anterior thigh circumflex vein,ATCV)则少见得多。

小隐静脉(SSV)起源于足外侧,经外踝后方,在小腿后面穿深筋膜,经腓肠肌两头之间上行,进入腘窝,在约 2/3 的患者中,小隐静脉在隐腘交界处(saphenopopliteal junction,SPJ)直接注入腘静脉,而有 1/3 的患者其小隐静脉头向延伸段继续上行,注入大隐静脉的一条后内侧属支,或经隐间静脉直接注入大隐静脉,或经大腿穿通静脉注入股静脉。

在一些变异中,标准的隐腘交界处可以不存在。小隐静脉的真性变异率仅占 4%,更常见的则是一些在小腿中部汇入小隐静脉的短静脉(见图 1-5)。

1.4.1 穿通静脉

由 Cockett,Sherman,Dodd 等人建立的关于穿通静脉的经典描述已经不受欢迎,而基于影像学手段精确解剖定位的穿通静脉描述则更为先进。穿通静脉穿过深筋膜的薄弱处,连接大、小腿的浅静脉系统与深静脉系统。穿通静脉的静脉瓣可以防止血液从深静脉向浅静脉的反流。

穿通静脉可以连接大隐静脉与股部、胫后部、腓肠肌和比目鱼肌等处的深静脉系统。自踝部至膝部之间的穿通静脉又称 Cockett 穿通静脉,是连接小腿处后副大隐静脉与胫后静脉系统的静脉(见图 1-6)。

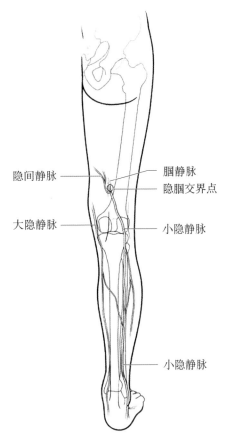

图 1-5　浅静脉解剖(后面)

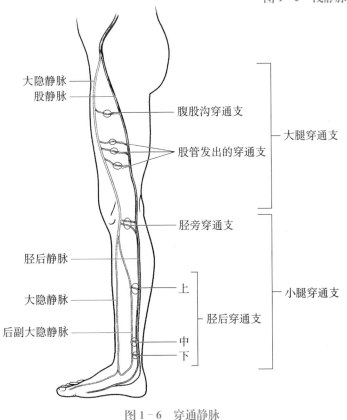

图 1-6　穿通静脉

1.4.2 深静脉

膝部以下,有6条成对出现的轴向静脉,它们分布于同名动脉的两侧。这3对静脉分别是胫前静脉、胫后静脉以及腓静脉。另外,位于小腿肌肉深处的静脉窦则相互汇合形成腓肠肌静脉丛以及比目鱼肌静脉丛,并且最终在小腿中部注入腓静脉。在腘窝下角,胫前静脉、胫后静脉与腓静脉汇合形成腘静脉。

在腘窝上角,收肌管的上方,腘静脉延续为股静脉。由于股静脉是一条深静脉,因此"股浅静脉"这个名称已废弃。股深静脉则接受来自大腿外侧深部肌群的血液,也与腘静脉相连,作为侧支循环在股静脉因血栓被堵塞的时候发挥作用。股总静脉由股静脉和股深静脉汇合而成,并在腹股沟韧带处注入髂外静脉(见图1-7)。

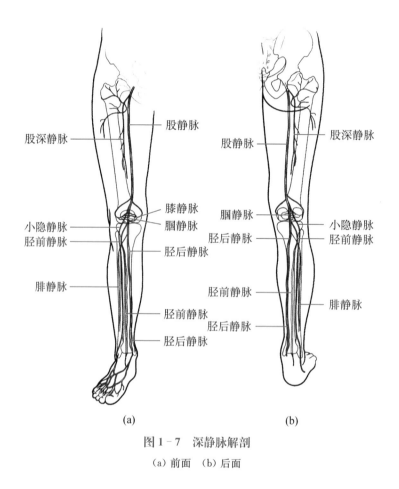

图 1-7　深静脉解剖

(a) 前面　(b) 后面

位于腹股沟韧带之上的髂外静脉是下肢所有静脉血液回流的最终通路,它与收集盆腔血液的髂内静脉(下腹部)汇合形成髂总静脉。左右髂总静脉在第4腰椎处汇合形成下腔静脉(inferior vena cava,IVC)。

下腔静脉自盆腔上行,途经腹部,最终进入胸腔。在腹部,下腔静脉接受来自成对的腰静脉、右睾丸(卵巢)静脉、左右肾静脉以及整个肝静脉系统(左、中、右肝)的血液。下腔静脉与上腔静脉、奇静脉以及冠状窦 4 个部分的血液最终汇入右心房。

1.4.3　上肢静脉

手部的深静脉通过尺静脉和桡静脉注入前臂,手部的浅静脉则经头静脉和贵要静脉注入前臂。上臂的深静脉血通过成对的肱静脉注入肩部的腋静脉。腋静脉同时还接受来自头静脉(经三角肌与胸大肌间沟)和贵要静脉(经臂内侧)的浅静脉血。锁骨下静脉接受来自腋静脉的所有上肢静脉血,其上有锁骨保护。锁骨上静脉还接受来自颈静脉的头颈部静脉血并最终汇入胸腔内的无名静脉。左右无名静脉汇合形成上腔静脉并最终进入右心房。上腔静脉还接受来自奇静脉系统的血液,后者接受来自肋间静脉的胸腔静脉血并最终汇入上腔静脉(见图 1 - 8)。

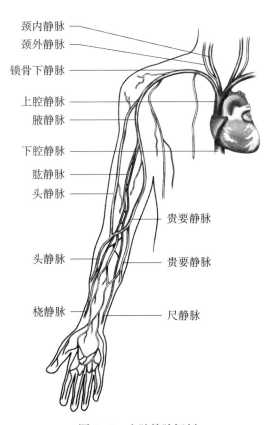

颈内静脉
颈外静脉
锁骨下静脉
上腔静脉
腋静脉
下腔静脉
肱静脉
头静脉
贵要静脉
头静脉
贵要静脉
桡静脉
尺静脉

图 1 - 8　上肢静脉解剖

1.4.4　下肢神经

股神经发出数条皮支支配大、小腿内侧皮肤的感觉(其中最长的一条皮支为隐神经),同时发出数条肌支支配股四头肌,并发出关节支支配髋关节和膝关节。隐神经沿着缝匠肌深面下降绕其后缘经收肌管穿出,发出髌下支穿过缝匠肌向前至髌下区,其主干延续为降支沿小腿内侧面与大隐静脉并行,这一段是行大隐静脉热消融术时最容易损伤隐神经的地方;在小腿下 1/3 处,降支分成两条分支:一条沿胫骨内侧面下行直至内踝;另一条则经过内踝前方下行,分布于足内侧,有时可延伸至拇趾的跖趾关节(见图 1-9)。

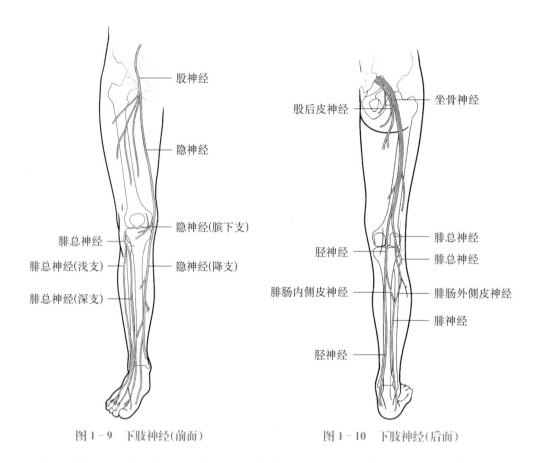

图 1-9　下肢神经(前面)　　　　　　图 1-10　下肢神经(后面)

　　对于外科医生来说,腘窝部分最有趣的部分当属神经解剖学。坐骨神经沿大腿后面下降并且在腘窝处分成胫神经和腓总神经(见图 1-10),分支发出的具体位置或近或远约有几厘米的范围。胫神经继续下降至内踝,它发出的分支主要支配运动功能。腓总神经在腓骨头处分为腓深神经和腓浅神经。腓总神经沿腓骨头前方,绕腓骨颈穿入前骨筋膜室。由于腓总神经在腓骨颈处的拐角很大,因此它在此处比腓浅神经更容易受到损伤。在腓骨头下方,腓深神经位于胫骨皮质前方约 3~4 cm,支配踝关节的背屈运动,当腓深神经损伤后,行走时出现跨阈步态。腓浅神经则仅支配相应部位的皮肤感觉。

　　腓肠神经在小腿中部,位于腓肠肌的内侧头与外侧头下端,发出分支主要支配小腿下 1/3 后外侧皮肤、外踝以及足外侧和小趾皮肤的感觉。

　　腓肠神经是由腓肠内侧皮神经(medial sural cutaneous nerve,MSCN)和腓肠外侧皮神经(lateral sural cutaneous nerve,LSCN)吻合而成。从后面看,大多数人的腓肠神经呈"Y"字形。腓肠内侧皮神经由胫神经发出,腓肠外侧皮神经则由腓总神经发出,两者吻合的部位一般在小腿下 1/3 处或者正好在踝部下方,在正中线处吻合。小隐静脉在小腿下部紧靠着腓肠神经走行。而在小腿上部,腓肠肌肌腹最显著的地方,腓肠神经分成腓肠内侧皮神经和腓肠外侧皮神经。因此在小腿上部小隐静脉是远离腓肠神经的,这里是行小隐静脉热消融术的安全区域。

如前所述,B超的存在使得对静脉疾病的精确定位诊断以及制订治疗计划成为可能。B超中主要检查部位就是大隐静脉在腹股沟处汇入股总静脉的地方。由图1-11、图1-12(a)~(d),我们可以学习到隐股交界处在B超下的形态(灰色区域)。

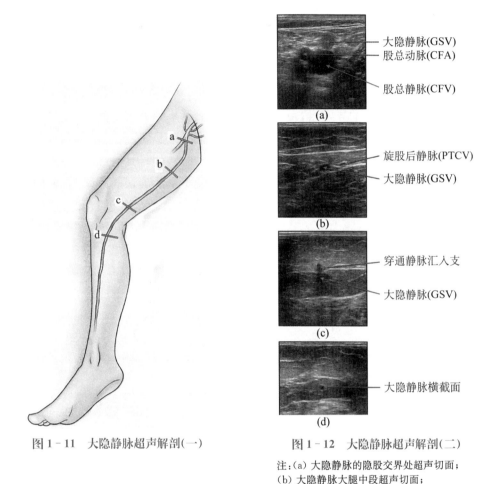

图 1-11 大隐静脉超声解剖(一)

图 1-12 大隐静脉超声解剖(二)

注:(a) 大隐静脉的隐股交界处超声切面;
(b) 大隐静脉大腿中段超声切面;
(c) 大隐静脉膝段超声切面;
(d) 大隐静脉膝下起始段(cockett Ⅱ)超声切面

1.5 病因以及疾病的自然史

早期理论认为静脉曲张是由于静脉瓣膜功能不全导致隐股交界处以及隐腘交界处的静脉血液回流,使得静水压升高,并维持高压所致。然而,在原发静脉疾病的患者中很少能发现静脉瓣的结构有所异常。这个理论不能解释为什么在静脉主干的曲张部位往往在有功能的静脉瓣之下,为什么在曲张的静脉段能找到正常的静脉瓣,为什么有些静脉在瓣膜失去功能之前就已经曲张了。更多的研究、手术病例以及超声检查都提示原发性瓣膜功能不全是在不连续的静脉节段发生的,故与其说隐股交界处异常为原发性瓣膜功能不全的根本病因,还不如说是由多种因素作用下瓣膜自发形成功能不全。

对于曲张静脉的组织学以及显微结构的研究表明病变的静脉壁存在胶原纤维的过度增生,并且伴随着平滑肌细胞与弹力纤维的排列紊乱。对其中的平滑肌细胞进行培养可以发现胶原合成紊乱,Ⅰ型胶原纤维的合成显著增多而Ⅲ型胶原纤维的合成明显减少。由于Ⅰ型胶原决定组织硬度,而Ⅲ型胶原决定组织韧性,所以这样的合成比例改变会导致静脉壁的弹性减弱,从而变得脆硬。还有一个复杂因素是曲张静脉壁的异质性,病变静脉不仅存在肥大的节段,同时还存在着萎缩的节段,后者的平滑肌细胞以及细胞外基质都明显减少。这可能与平滑肌细胞在炎症情况下凋亡相关。

尽管人们在对静脉曲张的认识上已经有所进步,但是其发病的根本机制尚不清楚。曲张的静脉存在多种组织学上的异常,包括内膜的不规则增厚,内外膜之间组织的纤维化,弹力纤维的退化及排列紊乱,个别胶原纤维的增厚,肌层排列紊乱等。曲张的静脉存在胶原的增多以及平滑肌细胞和弹力纤维的减少,最近的许多研究都表明静脉壁的这种改变是在出现血液逆流之前就存在的。尽管浅静脉原发性瓣膜功能不全的确切病因未明,人们普遍认为瓣膜功能不全是由于薄弱的静脉壁扩张,导致瓣环的扩大而瓣叶并没有发生适应性改变所致。但就目前研究看来,瓣膜力量的薄弱比静脉壁力量的薄弱在静脉曲张疾病的发展中重要得多。

参考文献

[1] Caggiari A, Bergan J J, Gloviczki P, et al. International Interdisciplinary Consensus Committee on Venous Anatomical Terminology. Nomenclature of the veins of the lower limbs: an international interdisciplinary consensus statement [J]. J Vasc Surg, 2002,36:416 - 422.

[2] Caggiari A, Bergan J J, Gloviczki P, et al. International Interdisciplinary Consensus Committee on Venous Anatomical Terminology. Nomenclature of the veins of the lower limb: exten-sions, refinements, and clinical application [J]. J Vasc Surg, 2005, 41:719 - 724.

[3] Mahakkanukrauh P, Chomsung R. Anatomical variations of the sural nerve [J]. Clin Anat, 2002,15: 263 - 266.

[4] Alexander C J. The theoretical basis of varicose vein formation[J]. Med J Aust, 1972,1:258 - 261.

[5] Cotton L T. Varicose veins. Gross anatomy and development[J]. Br J Surg, 1961,48:589 - 597.

[6] Labropoulos N, Giannoukas A D, Delis K, et al. Where does venous reflux start? [J] J Vasc Surg, 1997,26:736 - 742.

[7] Travers J P, Brookes C E, Evans J, et al. Assessment of wall structure and composition of vari-cose veins with reference to collagen, elastin and smooth muscle content [J]. Eur J Vasc Endovasc Surg, 1996,11:230 - 237.

[8] Porto L C, Ferreira M A, Costa A M, et al. Immunolabeling of type Ⅳ collagen, laminin, and alpha-smooth muscle actin cells in the intima of normal and varicose saphenous veins[J]. Angiology, 1998, 49:391 - 398.

[9] Wali M A, Eid R A. Changes of elastic and collagen fibers in varicose veins [J]. Int Angiol, 2002,21:

337 - 343.

[10] Sansilvestri-Morel P，Rupin A，Badier-Commander C，et al. Imbalance in the synthesis of collagen type Ⅰ and collagen type Ⅲ in smooth muscle cells derived from human varicose veins[J]. J Vasc Res，2001,38:560 - 568.

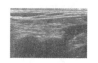

—————— 第 2 章 ——————

非创伤性检查

2.1 背景

下肢慢性静脉功能不全(chronic venous insufficiency，CVI)是最常见的周围血管疾病，人群患病率高达 27%，年新发病率为 0.5%～3.0%，其中静脉性溃疡约占 1.5%。CVI 的临床表现包括下肢浅静脉扩张或曲张、腿部乏力、沉重、胀痛，水肿、皮肤营养性改变、静脉性溃疡。

我国相关的文献报道：在因下肢慢性静脉功能不全而就医的患者中下肢沉重感(84.8%)和瘙痒(53.9%)是最常见的症状，伴随毛细血管扩张症(37.6%)最常出现的症状是踝部水肿(43.6%)。

美国相关的文献报道：在 2 500 万美国静脉曲张患者中，有近 700 万的患者存在着严重的症状如水肿，皮肤改变，静脉溃疡等。有 100 万的患者需要每年进行正规治疗。这些人当中又有 80% 需要密切随访，剩下的则是通过外科手段治疗，如静脉剥脱术或静脉腔内消融术。随着静脉腔内技术在安全、微创、有效性方面的进步，许多血管外科医生都认识到更多的患者需要手术治疗。而且相对于保守治疗，内科医生也越来越倾向于外科治疗。

生理学检查可以用来诊断静脉功能不全，判断其分级和预后，以及定义深静脉血栓。由于静脉介入技术比传统外科手术的显著进步，越来越多的患者愿意接受治疗，这就使得生理学检查变得尤为重要。这一章我们主要探讨的就是与静脉功能不全相关的生理学检查，包括各类体积描记仪以及颜色血流双重显像法(多普勒彩超)。这些研究的主要目的是为 CVI 患者提供准确的血流动力学信息以及解剖学特征，而有创检查则不在讨论范围内(见图 2-1)。

2.2 病因及疾病自然史

下肢静脉系统由 3 个相互连接的系统组成：深静脉系统，穿通静脉系统，浅静脉系统。在健康的静脉系统中，血流是自右向左流(换言之，即流入右心房)，自浅静脉系统流向深静

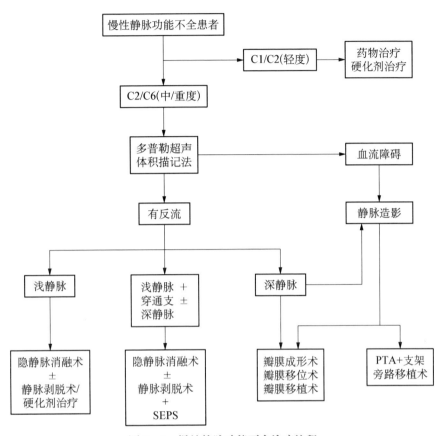

图 2-1　慢性静脉功能不全诊疗流程

脉系统(换言之,即向内部流动),这种血流方向是在静脉肌肉泵的泵血功能和静脉瓣的单向活瓣功能共同作用下实现的。下肢的肌筋膜室在行走的时候缩窄,这种缩窄作用使得静脉压升高,产生泵的作用,将血液由下至上泵入右心房。这种由下肢剧烈运动产生的深静脉系统内的暂时性压力可高达 5 个标准大气压。由于行走产生的静脉泵作用可以减少浅静脉系统内的压力(见图 2-2)。

　　下肢的 3 个静脉系统都承受着一定的静水压。液柱有重量,因此能够产生由上至下的压力梯度。对于一个 180 cm 身高的人来说,从他的右心房平面到踝关节平面大约有 120 cm 的距离,这个距离可以产生大约 90 mmHg 的静水压(见图 2-3)。深静脉可以承受这种高压,因为筋膜的存在可以限制它的过度扩张,而浅静脉则多被脂肪和有弹性的皮肤包绕,这种结构特点决定了它只能适应较低的压力;因此浅静脉系统内的压力过高就会导致静脉的扩张、延长,甚至使静脉瓣的功能丧失。扩张导致静脉管径的增大,而延长则导致静脉走行变得扭曲。

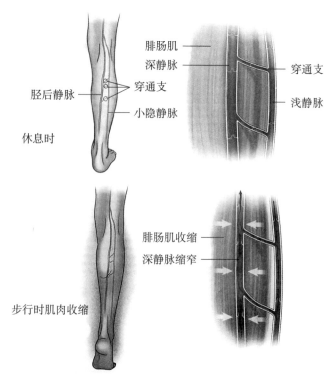

图 2-2　静脉肌肉泵

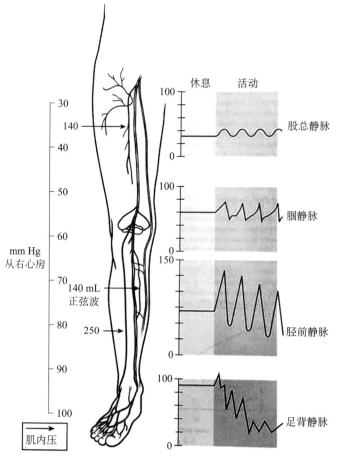

图 2-3　静水压

由于静脉瓣功能丧失,之前提到的浅静脉系统内的压力又会进一步升高,进而引起静脉的扩张(其他理论则提示静脉壁的损坏是继静脉瓣适应性丧失后发生的)。由于静脉的扩张以及多处静脉瓣功能丧失,静脉血在重力的作用下由上至下流动,这种血液流向与正常的生理流向(由下至上)正好相反。这种改变导致的早期结果便是静脉曲张和蜘蛛痣,两者都有可见的皮肤改变,浅静脉功能不全的早中期症状有下肢疼痛、水肿、烧灼感,甚至出现静脉搏动,下肢抽筋等。随着疾病进展,患者可出现不可逆的静脉改变,这种改变会导致严重的软组织溃疡。根据血流动力学以及临床经验,疾病继续进展下去,病变浅静脉所承受的高压会消失,而这意味着其血流已经完全中断,这种改变在某些情况下可能是致命的。

2.3 体积描记器

要想了解下肢静脉的血流动力学,可以用足背静脉管测量静脉压。这个中空管与液柱相连,当受试者笔直站立时,液柱就会上升到右心房水平的高度,这是因为右心房平面的压力约为零,因此中空管处所测足背静脉的压力就等于受试者血液自身重力产生的静水压(受试者的血液和液柱中液体的重量大致相等)。嘱患者活动踝关节后,液柱高度会较静息时下降 50%~60%,这种模拟步行使得表浅静脉压力下降的现象正是"静脉泵"的作用。静脉功能不全患者行上述试验时,液柱往往不能下降到正常水平。若患者表浅静脉闭塞,而液柱仍能下降到正常水平,则说明患者深静脉系统完好,浅静脉系统功能下降;若患者浅静脉系统完好,液柱持续升高,则说明患者深静脉系统存在问题。所有关于静脉的生理学检查便是基于以上原理进行的(见图 2-4)。

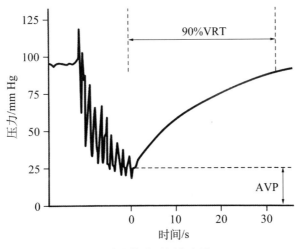

图 2-4 动态静脉压测定方法(AVP)

体积描记器是一类测量体积变化的仪器。在过去的 50 年中,体积描记器的研究进展迅速,现已有多种基于不同原理的体积描记器应用于临床,下面将介绍其中 4 种。

2.3.1　阻抗体积描记器

阻抗体积描记器(impedance plethysmograph，IPG)是根据电学的基本原理设计而成的。导体两端电压(U)等于其电阻(Z)与通过导体的电流(A)之积($U = Z \times A$)。我们可以选取一段肢体(如大腿、小腿等)，然后施以一个稳定且已知强度的电流，再测量这段肢体两端的电压，根据公式，这段肢体所包含的血液、皮下组织甚至骨头的电阻即可算出。实际操作中，操作者会将数个盘状电极围绕所选肢体节段放置，通常选取小腿近侧部，然后将电极与控制装置连接，接下来受试者会根据要求进行一系列动作，最后结果便会在仪器上显示出来。这种方法已经用于深静脉血栓以及静脉功能不全患者的病情评估。

2.3.2　应变体积描记器

应变体积描记器(straingauge plethysmograph，SPG)测量的是肢体节段的周长，从而进一步算出其横截面积，而横截面积与长度之积就等于体积。这个仪器由一个中空塑料管(内注满水银)和一个测量塑料管两端电压的电路构成。测量时，将塑料管小心缠绕所选肢体节段一圈，然后与电路连接，受试者按要求进行一系列动作后，结果便会在仪器上显示出来。由于肢体的周长是随静脉血容量的变化而变化的，而肢体周长的变化则导致塑料管长度的变化。因此，通过测量肢体周长的变化，便可反映出该段肢体静脉血容量的情况。

2.3.3　光电体积描记器

光电体积描记器(photo plethysmo graph，PPG)其实并不是真正意义上的体积描记器，因为它测量的是皮肤的微脉管系统。PPG由一个体表换能器和电路组成，换能器绑在内踝上方，并且与电路连接。电路刺激转换器，然后记录并翻译转换器传回的信号。PPG换能器是由一个红外发光二极管和一个光电元件组成。换能器将光传输到皮肤表面，一部分消散，余下的则由照射范围内的组织所吸收。血液相对于周围其他组织来说透光性更差，因此它的反射信号较其他组织更弱。照射区域内的血液越多，所反射回去的光强度就越弱。如果电路能将高频脉冲式的动脉信号过滤掉，那么就有可能记录到定性反映静脉血容量的信号。

2.3.4　气体体积描记器

充气袖带与控制装置由一根橡胶管相连接，肢体体积的变化通过袖带内气囊所测压力变化反映出来：如果肢体体积增大，气囊内气体就相应减少，所测压力也就增大。气体体积描记器(air plethysmo graph，APG)能够测出由于受试者不同动作导致肢体静脉容量的不同变化。APG在临床上应用于静脉功能不全和深静脉血栓的病情评估。APG的使用方法取决于充气袖带的使用方法，这跟标准血压计的袖带使用方法是类似的。许多与慢性静脉疾病有关的生理学参数都可以通过气体体积描记器测出，比如慢性阻塞程度，瓣膜反流率，小腿肌肉泵功能，静脉血压等。

2.4 体积描记法用于静脉功能不全

静脉功能不全的特点是下肢 3 个静脉系统之间的血流紊乱。当患者仰卧的时候,下肢的静脉压仅仅稍高于右心房的压力(0 mmHg),当处于直立位时,由于重力作用使得血液自右心房至下肢形成一个静水压,从而导致下肢静脉压的升高,由于静脉是可压缩的,因此此时下肢静脉血容量也会增加,这种容量的变化可以通过一定的测量方法在图像上反映出来。

首先,患者处于仰卧位时,通过流畅试验可以反映下肢静脉是否阻塞以及侧支化程度。然后,患者转至直立位,病变瓣膜处的反流程度可以通过测量静脉灌注指数反映出来。然后嘱患者以脚尖踮地,小腿肌肉泵的功能就可以以射血分数的形式反映出来。最后,再嘱患者快速踮脚十次,就可以无创测出患者的下肢运动静脉压。

2.4.1 静脉灌注指数

简单地说,静脉灌注指数(venous filling index,VFI)代表了静脉因重力作用首次排空后的约 90% 的静脉的灌注率。VFI 不包括因小腿肌肉泵作用所排空的血液,而射血分数(ejection fraction,EF)则反映了小腿肌肉泵的工作效率,类似于心脏病学中的左心室射血分数。残余容积分数(residual volume fraction,RVF)则与通过有创方法测出的运动静脉压成比例关系,后者是全球通用的一种反映疾病严重程度的测量方法。需要指出的是 VFI 仅反映了大腿与小腿之间的反流程度,而穿通静脉的反流 VFI 没有影响,仅局限于小腿或大腿的反流,对 VFI 也没有影响。

为了测得一个较为准确的 VFI,患者需要很自然地站立,并且避免碰撞到袖带。同时需要提醒患者放松腿部肌肉,略微弯曲膝盖,以免仪器错误捕捉到腘窝处的信号。

2.4.2 射血分数

射血分数(EF)的测量共分 3 步。首先,患者需保持双脚承受的体重相等;然后,患者双脚均匀用力,尽可能地将脚踮高,并且不能借支撑装置支撑自身的重量,后者仅用来保持身体的平衡。患者需要保持踮脚的姿势数秒钟,直到所测的射血分数稳定下来。最后,患者回到静息状态,并且除去测量脚所承受的所有重量,仅以脚尖着地,之后血液便会重新灌注。

血液流动不畅的患者(深静脉阻塞)在单次踮脚动作中排空小腿血液所需的时间更长。如果患者加快踮脚速度,就会有更少的血液通过阻塞的静脉,小腿肌肉泵的工作效率就会进一步下降。

小腿肌肉泵功能下降的原因包括:

(1)与静脉无关的疾病,如关节炎、关节僵硬、神经缺陷(即任何影响患者完成良好踮脚动作的疾病)。

(2)近侧端的静脉阻塞导致血液无法自小腿快速排出。

(3)穿通静脉功能不全导致血液由小腿深静脉向浅静脉反流。

(4)小腿静脉曲张导致小腿肌肉收缩时仍有大量血液无法排出。

2.4.3 残余容积分数

在进行残余容积分数(RVF)测试之前,需要确认患者是否完成了VFI的测试。这是因为10次踮脚试验所致大腿充血会使所测VFI偏高,而这种情况下的VFI升高可能被误认为反流所致。10次踮脚的过程与EF测试中的单次踮脚类似,但是踮脚的速度较后者要快,约每秒一次。踮脚结束后患者以静息位站立(所有重量由非测试脚承受),血液就会重新灌注。最后,患者回到仰卧位,操作者抓住患肢的脚后跟或脚踝,将其抬高约45°,并保持膝盖略微弯曲。这个姿势需要保持到测量结果达到结束基线。这个结束基线(完成RVF测试之后)要高于或低于开始行VFI测试时的基线。

现在,有部分RVF测试改用平板试验进行,取代了之前以10次踮脚运动模拟步行的方式,使得所测得的小腿肌肉泵功能能更准确地反映患者的运动能力。平板试验可以更好地将小腿肌肉泵的作用和着弹力袜的作用区分开来。而踮脚运动可能使得小腿肌肉泵的作用过强,从而掩盖了弹力袜的作用。

2.5 体积描记器应用于深静脉血栓

深静脉系统不仅是将血液运送回右心房的管道,同时还是储存血液的系统,这意味着深静脉会适应压力的变化而迅速改变自身的容量。在低压力的情况下检查静脉时,可以发现它几乎是完全塌陷的,只有很细的血流存在。要想使血流扩大,只需要给静脉内的血液压力一个很小幅度的提升即可。如果深静脉内存在闭塞,那么即使有丰富的侧支循环,闭塞处远端的静脉压力还是会升高。体积描记器就是利用以上两个原理进行检查的(静脉容量随着压力和阻力的变化而变化)。

通常体积描记器的换能器置于受试者的小腿或大腿远侧(近膝部),患者仰卧于检查台上。用APG检查时,换能器是一个充气至5 mmHg的气囊;用PPG检查时,换能器是一个发光二极管。在靠近换能器的地方,需要有一种快速阻断深静脉血流的办法,可以用大腿充气绑带,也可以通过手动或者自动充气的方法阻断血流,这种方法适用于所有换能器。

当换能器以5 mm/s的速度记录到稳定的静脉信号时,在绑带阻塞处近端的静脉压力可上升到50 mmHg。当绑带内压力升高时,深静脉系统的血液压力要达到或者超过绑带处的压力后,才能使血流通过绑带处。绑带的作用只会使得静脉压力升高,并不会阻断动脉血流。持续绑扎约20~40 s后,绑带远侧深静脉的压力也会达到绑带处的压力,这样整个深静脉系统内的血液分布就重新进入一个稳定状态(平台期)。一旦达到平台期后,技术员会迅速释放绑带内的压力,淤积已久的静脉血液便会迅速上行回流至右心房。本实验用了两种办法来检查受试者的血流动力学情况:首先,从基线达到平台期的过程中所测得的体积是逐渐上升的,这个反映所检测静脉储存血液的能力,其数值称为静脉段容量,若以体积为度量单位,其单位是偏转度(mm)或毫升(ml);其次,便是释放绑带内压力后所测得的体积-时间曲线,该曲线可以反映所测静脉所能耐受的最大血流量,这个数值称为最大静脉流出量,若以体积为度量单位,其单位是偏转率(mm/s)或毫升每秒(ml/s)。

2.6 连续频谱多普勒超声仪

多普勒超声仪器是常见而且相对便宜的仪器，广泛应用于浅表血管的快速检查。CW多普勒超声仪可以独立使用，或如前所述，配合体积描记器使用。

2.6.1 深静脉血栓

患者取站立位，几个重要的检测部位包括腹股沟韧带处的股总静脉、腘窝内的腘静脉以及内踝后方的胫后静脉。将铅笔状的探头呈 60°角朝静脉血流方向放置，这个角度检测到的流速信号是最理想的，检测到流速信号说明静脉是有功能的，这是三大诊断标准之一。第二个诊断标准与自发性周期性的信号改变有关，当所检测的静脉近端没有阻塞时，其压力较低，血流速度随着呼吸运动呈周期性变化。在吸气末，压力较低的静脉完全塌陷，其内血流速度也几乎降为 0。这是因为吸气时膈肌下降，封闭的腹腔内压力升高，作用于压力较低的静脉使其塌陷。如果近端血管存在阻塞，正常的周期性流速信号被打乱，称为连续性的流速信号。第三条诊断标准是远端血管阻塞所致的流速变化。如果所检测的静脉近端并没有阻塞，而其远端存在阻塞，其流速会因远端血管的阻塞而加快，但是当近端血管存在严重阻塞时，远端血管的阻塞并不会引起局部血流的加快。

如果受试者的股总静脉、腘静脉和胫后静脉都有良好的流速，且随着呼吸运动呈现周期性变化，在远端血管受阻时流速加快，那么其髂静脉、股总静脉和腘静脉患深静脉血栓的可能性很低。局限于小腿部位的深静脉血栓则更多时候是因为在这个层面的深静脉都是成对出现的。

2.6.2 静脉功能不全

CW多普勒仪主要应用于检测静脉功能不全患者重要深静脉（股总静脉、股静脉、腘静脉）的反流程度。患者通常取站立位，并且将自身重量尽可能地让非受检脚承受。检测仪器是一个自带打印输出装置的双向立体声频信号接收器。为了不影响静脉正常工作，超声频率通常控制在 5～7 MHz。与多普勒超声仪不同，CW多普勒仪对于靶静脉的定位并不是很精确，因此实际操作中需要技术员手动调整探头的角度以获得最强的信号（包括声频和速率）。检测的原理十分简单，只需测得在快速加压肢体并释放后靶静脉的反流速率即可，其诊断标准为正常人在进行以上操作后不会有反流信号出现。静脉反流可以通过声频信号或者流速/时间曲线测得。

2.7 多普勒超声仪

多普勒超声仪已经成为诊断深静脉血栓和静脉功能不全的金标准，并且取代了静脉体积描记器、CW多普勒仪以及对比静脉造影术。功率型彩色脉冲多普勒信号下所呈现的高分辨率 B 超图像很好地体现了多普勒超声仪的优势。

2.7.1 深静脉系统

这项检查是在一个水平检查台上进行的,患者双下肢倾斜约15°角放置在检查台上,这个轻微的角度可以使深静脉扩张,这样可以使其显影更清晰而且速度信号更强。从腹股沟韧带至踝关节所需检查的深静脉包括股总静脉、股静脉、腘静脉和胫前后静脉。股深静脉也需要检查,这对于发现有股静脉血栓的患者尤其重要。

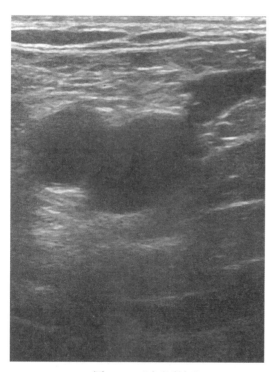

图2-5 "米老鼠征"

整个检查从腹股沟处的灰阶显像开始,通常可以看到股总静脉,股总动脉和大隐静脉,形成一个"米老鼠图像"(见图2-5)。我们发现无论左右腿,把外侧(动脉)的结构放在屏幕的左边会比较有利于观察。因此这就需要超声医师在从右腿换至左腿的时候将线形的放射探头旋转180°,探头上有标记的一面需要放置在大腿的外侧。在这个方位下,我们可以看到"米老鼠的脸"就是股总静脉,是三者当中最大且位置最低的那个。"米老鼠的右耳"就是股总动脉,"左耳"则是大隐静脉。随着探头往远侧移动,大隐静脉会消失,股总动脉会分支成股浅动脉和股深动脉。随着探头的继续远移,医师需要保证股浅动脉和股静脉始终清晰的呈现在屏幕上。位于收肌管内的腘动脉和腘静脉很难显像,因此需要将探头转至后面放在腘窝上。在小腿,成对的胫后静脉和腓静脉以及伴行的同行动脉由于行走在肌腹之间,需要从内侧才能观察得到。类似地,腓肠肌和比目鱼肌静脉丛也可以显像,只不过它们是行走于肌腹之内。一般来说,胫前静脉不会被显像因为它们很少发生病变。

手持探头,超声医师可以在短轴位显像时给静脉施加压力,如果可以使静脉壁完全塌陷,暂时性封闭静脉内腔,则说明该静脉是通畅的,没有血栓形成。如果发现了血栓,那么下一步要做的就是判断血栓形成的时间。急性血栓的特征是静脉扩张,并且腔内出现不可压缩的无回声区,而慢性血栓则是有斑点的高回声的超声学表现。

如果经检查自股总静脉至胫前后静脉的整个深静脉系统内的静脉都是可压缩的且没有发现静脉血栓存在的迹象,那么基本可以排除深静脉血栓形成(DVT)。在长轴显像时,超声医师会采用多普勒技术用以区分动脉和静脉的血流方向。彩色多普勒法,频谱多普勒法,压缩法,呼吸相位法等都可以用来区分动静脉。正常静脉存在自发的血流变化,随着呼吸运动呈现周期性变化。

2.7.2 浅静脉系统

浅静脉检查中,患者往往采取站立位。检查者被要求被检查者将大腿外旋,以充分暴露自腹股沟至踝关节的内侧面。为了充分放松肌肉往往需要尽可能地减少腿部所承受的重力,带有上臂支撑装置的工具可以起到这种作用。

患者摆好体位后,超声医师从腹股沟处开始检查,得到如前所述的米老鼠坐标图像(即 3 条血管的横截面图像),然后将探头沿着大隐静脉的走行下移。正常情况下大隐静脉自隐股交界处发出,下行至踝关节,其上覆盖浅筋膜,深面有肌筋膜。血管直径通常以毫米计,同时要记录下隐股交界处、大腿中部以及膝部以下的反流情况(阳性或隐性)。如果存在反流,还需要记录下反流的持续时间(单位为 s)。

反流的检测需要用到以下技术:首先超声医师将多普勒系统内的颜色信号调整至检查模式,再调整速率可测范围(最大 25 cm/s),当即将探测到信号时,快速地给小腿(探头以下的部位)施加一个压力,显示屏上高亮区内的静脉流速加快,其方向是靠近心脏的;撤去小腿处的压力,静脉的流速降为 0 或者只有很小的流速,并且其方向是远离心脏的。我们发现中度反流(撤去压力后远离心脏的静脉血流)的持续时间在 0.5~2.0 s,而重度反流的持续时间要大于 2.0 s。

同样的检查方法也可以用于小隐静脉检测。小隐静脉由小腿远端出发,可以上行至大腿上部。笔者在用超声探头检查小隐静脉时,需要旋转患者以暴露腿的后面,探头至小腿远端沿小隐静脉的走行上移。有多个平面可以用于检测,但是通常只记录小隐静脉的直径(以毫米计)和检查小隐静脉病变最严重的部位。

有非常重要的一点需要指出,即表浅静脉在解剖学上存在许多变异情况,如大隐静脉可以很小从而被前副大隐静脉完全或不完全替代,还有的大隐静脉会在其走行时发出分支形成 2 条大隐静脉。对于医生来说,要想得到可靠有质量的报告,就必须反复强调变异的重要性并且能够认识和预期可能出现的变异。

下肢静脉系统中还有一些穿通静脉在静脉功能不全疾病的发生发展中起到重要作用。Hunterian 穿通静脉位于大腿中部,Dodd 穿通静脉位于大腿远端,而 Boyd 穿通静脉则位于腘窝一下。Cockett 第 1、2、3 穿通静脉则分别位于小腿下部至踝关节。穿通静脉也属于检查的一部分。如果可以检测,穿通静脉的直径应以 cm 计,同时记录其反流程度以及与表浅结构之间的关系。

多普勒超声法不仅可以用于诊断,在静脉介入消融术中也有十分重要的作用。多普勒超声法在硬化疗法中起到定位作用,并且在静脉闭合步骤中能够监测静脉是否完全闭合。

参考文献

[1] Marston W A. PPG,APG,duplex:which noninvasive tests are most appropriate for the management of patients with chronic venous insufficiency? [J] Semin Vasc Surg,2002,15:13 - 20.

[2] Raines J K,Almeida J I. Role of physiologic testing in venous disorders. In:Bergan JJ[M]. The vein Book:San Diego Elsevier,2007,47 - 55.

第 3 章

静脉病理生理学

3.1 病因和疾病的自然史

3.1.1 原发性静脉疾病

原发性静脉疾病占慢性静脉疾病(chronic venous disease，CVD)患者中的三分之二。目前最认可的发病理论是静脉静水压升高，使得静脉壁长期承受压力，导致静脉壁的平滑肌松弛，内皮受损，以及细胞外基质的降解，最终使静脉壁扩张并且变得脆弱。另外由于局部炎症反应的发生，静脉瓣也可能受损：白细胞迁移，浆细胞、粒细胞的活化，金属蛋白酶活性的增高都能导致瓣叶的退化，这些都很好地支持了上述理论。图 3-1 概述了 CVD 发病的病理学机制。

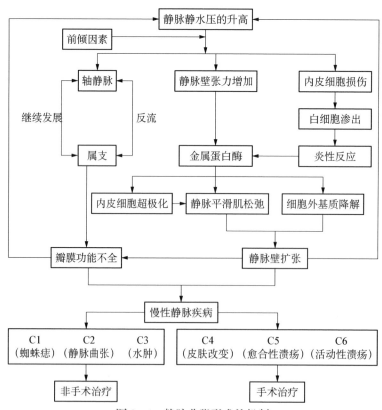

图 3-1 静脉曲张形成的机制

由一些前倾风险因素导致患者静脉静水压的增高以及静脉壁张力的增加，使得金属蛋白酶(MMPs)活化，内皮细胞以及平滑肌细胞的功能出现改变。另外，白细胞渗出管壁以及炎症反应也导致 MMPs 活化，从而使得细胞外基质降解，静脉壁薄弱，以及静脉壁/瓣膜的纤维化。虽然还有一种理论认为原发性瓣膜功能不全(包括轴静脉及其属支)是主要发病机制，但是这种现象更可能是继发于原发性静脉壁改变及静脉扩张之后，持续的静脉扩张和瓣膜功能不全又会进一步导致静水压的升高。MMPs 介导的静脉扩张以及继发瓣膜功能不全最终导致了慢性静脉疾病(CVD)的发生和曲张静脉的形成。CVD 的早期病变仅累及脉管系统，此时仅出现静脉曲张的表现，随着疾病进展，慢性静脉功能不全会累及周边组织从而导致皮肤改变及皮肤溃疡形成。

　　在原发静脉疾病中,表浅静脉最易受累,其次是穿通静脉和深静脉。约 80% 的患者首先在表浅静脉出现反流。在 CVD 的早期阶段,反流仅出现在大隐静脉及其属支处(见图 3-2),没有其他部分受累,随着疾病进展,在小隐静脉处(见图 3-3)以及非隐静脉处(见图 3-4)也会相继出现反流。在隐静脉、穿通静脉、深静脉功能均正常的患者中,也有 10% 出现静脉属支处的反流,其中 65% 的反流出现在大隐静脉的属支。

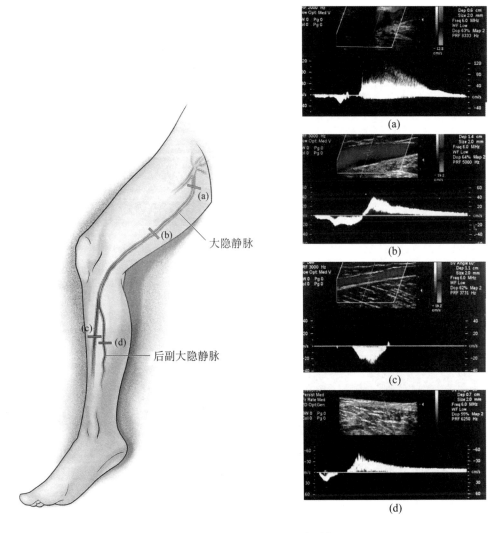

图 3-2　大隐静脉反流超声图象

注:自隐股交界处至小腿上部以及后副静脉膝部以下的大隐静脉正常。

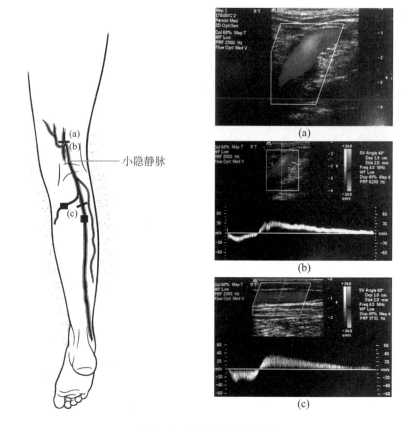

小隐静脉

图 3-3　小隐静脉重度反流

该患者 CEAP 分级达 4 级,存在瘙痒,久站后疼痛等表现。另外有两条属支和两条穿通静脉也存在反流(方块所示处)。

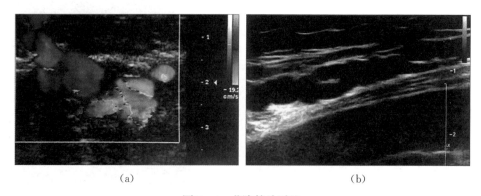

(a)　　　　　　　　　　　　　(b)

图 3-4　非隐静脉反流

　(a) 外阴处静脉反流,该患者有过 3 次怀孕史。该静脉十分迂曲,并且以无法预计的方式延伸至末端　(b) 坐骨神经处静脉反流,导致小腿后外侧腘窝处静脉曲张

　　单独的深静脉反流较少见,一般表现为自大腿股静脉至膝部以下腘静脉的节段性或轴向反流。原发性深静脉反流最常见的部位是股总静脉,其次是股静脉和腘静脉(见图 3-5)。由于深静脉反流被认为是由表浅静脉反流扩散所致,因此股总静脉和股静脉的反流与大隐静脉功能不全有关,而腘静脉反流则与小隐静脉和/或腓肠肌静脉丛功能不全有关(见图

3-6)。另外,深静脉反流的持续时间较表浅静脉要短。深静脉反流与表浅静脉反流的相关率约在 5%~38%。

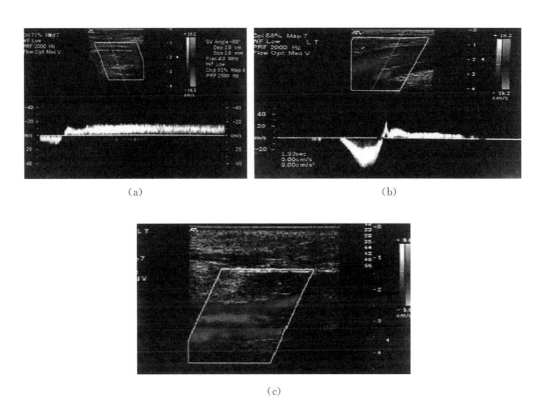

（a）

（b）

（c）

图 3-5　血栓后反流形成的 3 个病例样本

　　（a）股静脉重度反流,该患者之前存在自股总静脉至小腿静脉的广泛深静脉血栓形成　（b）腘静脉反流,该患者存在患者水肿及疼痛表现　（c）胫后静脉反流,两条胫后静脉的血流颜色信号与中间的伴行动脉相同

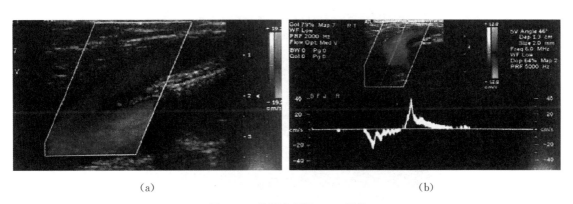

（a）

（b）

图 3-6　隐股交界处(SFJ)显像

　　（a）远端肢体受压时 SFJ 处上行血流信号明显,且隐静脉的直径和功能均正常　（b）SFJ 处反流导致股总静脉功能不全。在此类原发性静脉疾病患者中,只需要纠正隐静脉的反流即可消除股总静脉处的反流

　　在原发性CVD中穿通静脉(PV)反流也与表浅静脉反流有关,实际上,穿通静脉功能不全是继发于表浅静脉反流向上延续,或者反流处形成折返向下传播所致(见图3-7)。穿通静脉的反流通常是自大隐静脉系统产生,并且其中约13%的病例最终可导致深静脉功能不全。继发于穿通静脉反流的深静脉反流一般是节段性的,持续时间也较短。

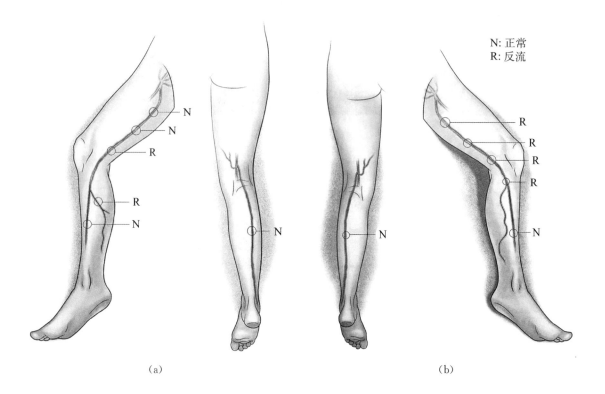

(a)　　　　　　　　　　　　　　　　　(b)

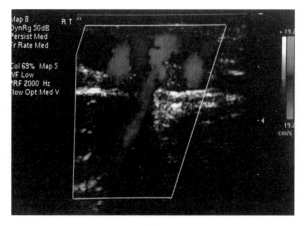

(c)

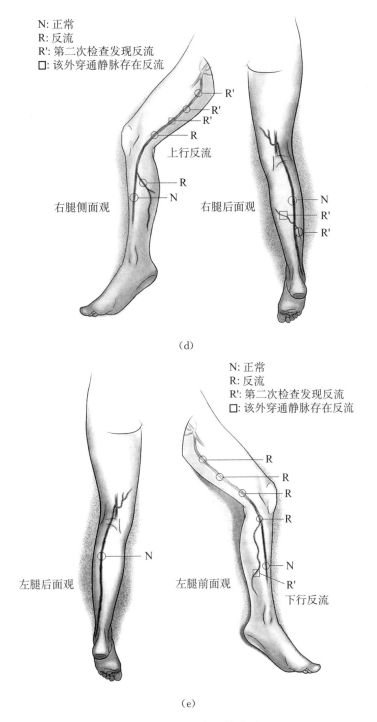

图 3-7 不同部位穿通静脉反流

(a)和(b) 小腿下内侧,穿通静脉折返所致反流向下进展 (c) 53 岁女性慢性疾病患者,有长期久站史,其超声检查基线如图所示:右侧肢体存在大隐静脉反流(自大腿下部至小腿上部)以及后副小腿静脉反流;左侧肢体存在大隐静脉反流(自隐股交界处至小腿上部)以及后副小腿静脉反流。此时并没有发现穿通静脉反流 (d)和(e) 38个月后对上述患者进行第二次检查:右侧肢体,大隐静脉反流上行发展,导致大腿处一条穿通静脉,一条后副小腿静脉属支,以及小腿中部的一条穿通静脉出现反流。左侧肢体,后副小腿静脉反流折返下行传播,导致一条内侧穿通静脉出现反流。该患者疾病进展,其 CEAP 分级,右腿由 2 级升至 3 级,左腿由 3 级升至 4A 级。其左腿也出现相应症状,小腿内侧静脉曲张处出现疼痛和瘙痒。

3.1.2 继发性静脉疾病

继发性静脉疾病一般继发于血栓形成或创伤后。与血栓形成后 CVD 发病率相比,动静脉瘘(arteriovenous fistula,AVF)所致 CVD 的发病率有所降低(见图 3-8)。

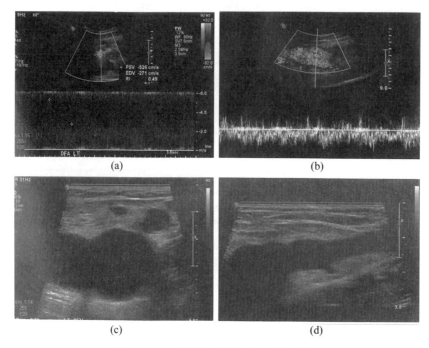

图 3-8 左腹股沟受枪伤患者的超声图

创伤导致动静脉瘘形成并使得静脉压力显著升高(整个患肢水肿、疼痛以及色素沉着)。(a) 股深动脉与股总静脉之间出现瘘管,该处存在一个高流速、低阻力的血流信号 (b) 股总静脉靠近瘘管处的地方出现高速血流,呈现出波状血流信号 (c) 局部高压导致股总静脉扩张 (d) 隐股交界处以及大隐静脉扩张,并继发反流形成(图像上未显示)

动静脉瘘(AVF)最常见的病因,包括在进行血管内操作时不经意将股总血管(包括动脉和静脉)刺穿所致,或者继发于穿透性或钝性创伤所致股总血管损伤。在动物身上建立的动静脉瘘模型研究已经很好地解释了人们关于慢性静脉疾病的出现。首先,动脉远端阻力下降,静脉中出现搏动血流,紧接着静脉血压升高,使静脉扩张,肢体出现一定程度的水肿,但此时还没有反流出现,随着疾病进展,静脉瓣膜无法完全闭合以阻止反流的发生,最后,长期的静脉血压升高以及反流的存在使得瓣膜萎缩,静脉逐渐"动脉化"。对于人类来说,继发于 AVF 的 CVD 很少见,而且需要一个较长的过程才会出现临床损害并最终表现出临床症状。

深静脉血栓(DVT)是因血流黏滞、内皮损害,及血液呈高凝状态的综合作用的结果。导致 DVT 出现并且继发 CVD 的前倾因素包括怀孕、手术、制动、恶性肿瘤、创伤、肥胖等。另外还有一些遗传因素(如活化蛋白 C 抵抗,蛋白 S、抗凝血酶Ⅲ缺陷等)导致患者易出现血栓形成。

不考虑最初血栓的形成,大部分肢体血栓形成后都会自行溶解。仅有三分之一的继发性 CVD 患者会进展为血栓后综合征(postthrombotic syndrome,PTS),后者由一系列症状和体征组成,如患肢疼痛、水肿、沉重、耐力下降并最终导致皮肤改变、溃疡等(见图 3 - 9)。PTS 患者反流和管腔闭塞经常同时出现(见图 3 - 10)。PTS 代表了继发性 CVD 患者一系列最严重的临床表现,并且存在着显著的社会经济学影响。

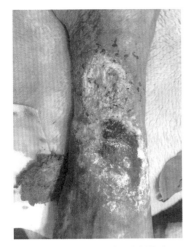

图 3 - 9　PTS 患者下肢溃疡

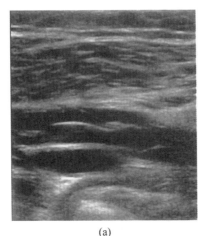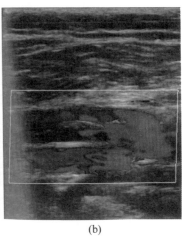

(a)　　　　　　　　　　　　　　　(b)

图 3 - 10　腘静脉部分再通患者,有下肢水肿和皮肤色素沉着

(a)静脉腔明显粘连　　(b)粘连的血管腔内可看见多条不同方向血流通道

与 PTS 相对,继发性 CVD 进展的另一个极端是患者出现 DVT 却没有任何临床症状。这类特殊病人可能已经存在了数十年的病程,疾病悄无声息地进展,最终在术后超声扫描或者进行其他非相关检查时才被发现而诊断为 DVT 的。这类病人 PTS 的发病率很低。

有关 DVT 的发病部位以及范围的研究显示,至少一条深静脉的近侧节段受累被认为是进展为 CVD 的必要条件。DVT 发作继发 3 种解剖学和血流动力学表现,即反流、管腔闭塞,或两者同时发生。如前所述,反流是由于炎症反应继发瓣膜损坏所致,而前文中也反复提到,是由于静脉壁内的白细胞渗出,导致管腔扩大以及金属蛋白酶的活化,最终才使得静脉壁和瓣膜受损的。

对于因血栓形成而导致的血管闭塞,其部分或完全再通的失败率低于 10%。部分再通后反流的发生率要高于完全再通,小腿处的静脉较接近身体中央部的静脉,其阻塞部位更易再通。一个为期一年的前瞻性研究选取了 70 条肢体样本,其中股静脉的再通率很低,而所有肢体的小腿静脉都完全再通了;最后,仅有反流或者管腔闭塞的患者其临床改变和症状都要轻于两者同时存在的患者。同一肢体同时出现反流和管腔闭塞,其出现皮肤损害的概率较高。

3.1.3　先天性静脉疾病

先天性血管功能障碍导致的 CVD 占 1%～3%。单纯的静脉功能障碍很少见,而且多表现为孤立的静脉丛与周围组织毗邻,包括软组织和骨。最常见累及静脉功能障碍的是

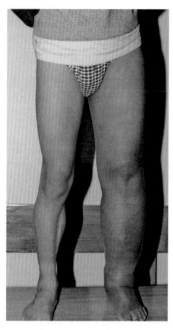

图 3 - 11　Klippel-Trenaunay 综合征患者

Klippel-Trenaunay 综合征,表现为静脉曲张、肢端肥大以及葡萄酒色痣(见图 3 - 11)。瓣膜发育不全和深静脉部分发育不全虽然少见但也可导致 CVD。

3.1.4　自然史

CVD 随着时间缓慢发展,并且根据其临床表现(从蜘蛛痣到皮肤损害)、病因(原发性、继发性、先天性)、解剖(表浅静脉、深静脉、穿通静脉)以及病理生理(反流、闭塞、两者皆有)等方面进行分类,即 CEAP 分级。临床表现部分的评分因其简洁明了而广泛应用,并且依此来决定 CVD 的分期,包括蜘蛛痣和静脉曲张(C1~C2),以及慢性静脉功能不全表现,包括水肿,皮肤改变和溃疡(C3~C6)。

由于站立时的重力作用,使得下肢静脉的压力升高,人们认为反流是逆行进展的。然而经多方面的研究显示事实并非如此,反流首先在隐静脉及其属支形成,然后可沿近侧、远侧或双向进展。在一个选取 116 条肢体为样本的纵向调查中,有 31 例反流出现了进展,而大隐静脉及其属支在解剖学上是最易受反流进展影响的部位,其次是穿通静脉。有 7 例反流在原先部位沿近侧、远侧或双向出现了扩展,另外有 14 例则在独立于原先反流部位的地方出现了新的反流。在出现新的症状或体征的病人中,有 53.8% 的病人可通过多普勒超声发现原先存在的反流出现了进展,这个概率高于未出现新症状患者的 23.3%($p=0.04$)。Bernardini 等人研究证实了反流最常于大隐静脉及其属支首先出现,并且有 94% 的病人在 4 年内疾病出现进展,最近一项研究静脉壁特征的干预实验进一步证实了以上结论,该研究发现消除隐静脉属支的反流后,隐静脉处的反流便得到了纠正。

继发性 CVD 的进展较原发性 CVD 要快,其原因可能是多样化的。Johnson 等人的研究表明反流和闭塞的存在会加重患者的病情,在一个选取 64 位病人为样本的队列研究中,CEAP 临床分级出现进展的病人占总数的 31.5%,特别是其中继发性 CVD 患者在 1 年内 CEAP 分级达到 4~6 级的患者占总数的 4%,而 5 年后这类患者的数量上升至总数的 25%。

Prandoni 等人对 1 626 例患者进行了随访,发现血栓残留,不明原因的血栓形成倾向是患者 10 年内复发 DVT 的风险因素。一项针对 153 例 DVT 复发病人的长期前瞻性研究,其多普勒超声检查示同侧肢体出现 DVT 复发的病人出现皮肤损害(C4~C6)的风险较高。

一家血管专科诊所对就诊的 CVD 病人进行了随访,并对他们的临床类型(反流、闭塞或两者皆有)、分期以及病理生理学研究进行了概述,如图 3 - 12 所示。多数病人存在原发性静脉反流,多位于表浅静脉和曲张静脉,出现皮肤损害的病人约占 1/3,而局限于深静脉的反流和闭塞则不常见。

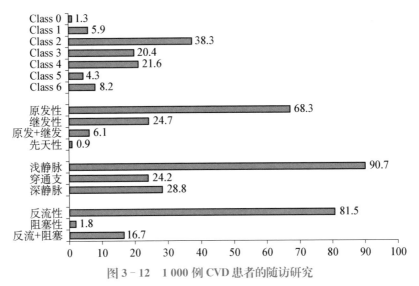

图 3-12 1 000 例 CVD 患者的随访研究

依据 CEAP 分级标准分级,为求简明仅显示了只存在单一病变类型的患者(复合型未计算在内)。鉴于慢性静脉疾病的术语应用更加精确且被全球广泛接受,此图表可以用于学术交流与比较。

3.2 讨论

掌握静脉的病理生理学是为 CVD 患者进行准确治疗的前提,其中深静脉与表浅静脉反流之间的关系、肥胖因素、无反流的静脉扩张等几点特别值得注意。

3.2.1 肥胖

肥胖与 CVD 之间存在联系已经被证实,但至于肥胖是导致 CVD 的直接致病原因还是危险因素尚存在争论。肥胖病人的腹内压较非肥胖病人要高,从而使得静脉的弹性减低,这就解释了为什么肥胖病人 CVD 的发病率较高。van Rij 等人的研究表明肥胖病人严重 CVD (CEAP4～6)的发病率较非肥胖病人要高;有趣的是,作者还发现肥胖病人的小腿肌肉静脉泵功能要好于非肥胖病人。久坐行为也许能解释静脉泵在代偿反流中起到的作用下降。

Padberg 和他的同事就高体重指数(BMI)与 CVD 严重性的关系也进行了一项研究,研究对象是病态肥胖病人(BMI 指数>40 kg/m²),他们溃疡愈合的时间较正常人长,需要 7 个月,需要指出的是,62%的这类病人尽管有很严重的 CVD 表现,但他们的患肢在解剖学上并没有任何反流的迹象,也许这类病人出现病变的原因是微循环改变甚至是淋巴管道损害导致局部静脉血压升高所致,因此,评估这类病人的病情时需要高度重视,因为静脉反流也许不是导致这类病人出现皮肤损害的原因。

3.2.2 表浅静脉反流对深静脉的影响

表浅静脉反流是深静脉反流的致病因素之一。在过去的 30 年中,人们选取了许多存在深静脉反流、重度血液淤滞以及皮肤损害的 CVD 患者,并对他们进行了许多手段的治疗以求改善静脉循环,这些治疗手段包括瓣膜移植术、瓣膜修复术,甚至是静脉搭桥术。

由于孤立的深静脉反流很少出现,因此目前认为表浅静脉系统内血流超负荷是导致静脉高压和瓣膜功能不全的原因的观点是正确的。反流可以通过穿通静脉以及隐股交界处传播,这也许能解释深静脉反流与表浅静脉反流之间的关系。

有学者提倡治疗表浅静脉反流,以替代直接纠正深静脉反流的方法。Walsh 等人对 29 例原发性 CVD 患者(CEAP 分级 1～3 级)行大隐静脉剥脱术,其中 93% 例病人的股静脉反流得到了消除,在另一个类似的研究中,Sales 等人使得 94% 的病人(CEAP 分级 1～3 级)深静脉的血流动力学恢复了正常。然而,Padberg 等人采取相反的方法治疗了 11 例活动性溃疡患者,仅有 27% 的患者其血流动力学恢复了正常。结扎所有穿通静脉,并且剥脱大隐静脉后,患者病情明显好转,且溃疡愈合后 16 个月内不再复发。Ciostek 等人应用多普勒超声以及光电体积描记技术分析了 11 例继发性 CVI 患者行大隐静脉消融术后的反流状态,并没有发现他们的深静脉反流有明显进展。

在进行任何深静脉干预治疗前先行治疗表浅静脉反流的原理是基于一些临床以及血流动力学发现的。同时存在表浅静脉反流及深静脉反流的患者,其深静脉受损程度要轻于孤立的轴向深静脉反流患者,这提示表浅静脉反流传播现象的存在,且证实了一项对于 152 例患肢研究中所提到的继发性深静脉反流发病机制。另外,在对隐静脉进行干预治疗后,患者的深静脉反流得到消除,这个现象也证实了表浅静脉反流传播机制的正确性。对于存在皮肤损害的继发性 CVD 患者来说,由于长期存在的炎性改变和深静脉的重度扩张,治疗后其血流动力学的恢复情况会有所欠佳。

参考文献

［1］ Raffetto J D, Khalil R A. Mechanisms of varicose vein formation: valve dysfunction and wall dilation ［J］. Phlebology, 2008,23:85 - 98.

［2］ Coleridge Smith P D, Thomas P, et al. Causes of venous ulceration: a new hypothesis ［J］. Br Med J, 1988,296:1726 - 1727.

［3］ Raffetto J D, Qiao x, Koledova V V, et al. Prolonged increases in vein wall tension increase matrix metalloproteinases and decrease constriction in rat vena cava: potential implications in varicose veins ［J］. J Vasc Surg, 2008,48:447 - 456.

［4］ Labropoulos N, Leon L, Kwon S, et al. Study of the venous reflux progression ［J］. J Vasc Surg, 2005,41:291 - 295.

［5］ Labropoulos N, Tassiopoulos A K, Kang S S, et al. Prevalence of deep venous reflux in patients with primary superficial vein incompetence ［J］. J Vasc Surg, 2000,32:663 - 668.

［6］ Walsh J C, Bergan J J, Beeman S, et al. Femoral venous reflux abolished by greater saphenous vein stripping ［J］. Ann Vasc Surg, 1994,8:566 - 570.

［7］ Puggioni A, Lurie F, Kistner R L, et al. How often is deep venous reflux eliminated after saphenous vein ablation? ［J］. J Vasc Surg, 2003,38:517 - 521.

［8］ Sales C M, Bilof M L, Petrillo K A, et al. Correction of lower extremity deep venous incompetence by ablation of superficial venous reflux ［J］. Ann Vasc Surg, 1996,10:186 - 189.

［9］ Labropoulos N，Tassiopoulos A K，Bhatti A F，et al. Development of reflux in the perforator veins in limbs with primary venous disease ［J］. J Vasc Surg，2006,43:558－562.

［10］ Bergan J J，Pascarella L，Schmid-Schonbein G W. Pathogenesis of primary chronic venous disease: Insights from animal models of venous hypertension ［J］. J Vasc Surg，2008，47:183－192.

［11］ Yamaki T，Nozaki M. Patterns of venous insufficiency after an acute deep vein thrombosis ［J］. J Am Coll Surg，2005，201:231－238.

［12］ Labropoulos N，Gasparis A P，Pefanis D，et al. Secondary chronic venous disease progresses faster than primary ［J］. J Vasc Surg，2009,49:704－710.

［13］ Johnson B F，Manzo R A，Bergelin R O，et al. Relationship between changes in the deep venous system and the development of the postthrombotic syndrome after an acute episode of lower limb deep vein thrombosis: a one-to six-year follow-up ［J］. J Vasc Surg，1995,21:307－312; discussion 313.

［14］ Labropoulos N，Gasparis A P，Tassiopoulos A K. Prospective evaluation of the clinical deterioration in post-thrombotic limbs ［J］. J Vasc Surg，2009,50:826－830.

［15］ Lee B B，Bergan J，Gloviczki P，et al. Diagnosis and treatment of venous malformations Consensus Document of the International Union of Phlebology (IUP)-2009 ［J］. Int Angiol，2009,28:434－451.

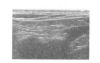

第 4 章

治疗隐静脉反流的静脉介入热消融术

4.1 历史背景

随着高端技术如激光、射频、超声介导下泡沫硬化疗法等技术的应用,隐静脉反流的治疗方法已由传统的硬化疗法转变为开放性手术治疗。

虽然认识到隐静脉功能不全是由于静脉血压升高所致的确切时间已无法考证,但 Trendelenburg 在 1891 年将隐股交界处结扎技术进行了推广。在 20 世纪早期,除上述结扎术外,又新增了隐静脉剥脱术。1905 年 Keller 首创了腔内剥脱术。至此,大隐静脉剥脱术(自腹股沟至膝部、甚至踝部)伴高位结扎术(隐股交界处结扎)成为治疗隐静脉反流的标准疗法,并延续 100 余年至今。

目前综合静脉治疗中心应用热消融术的方法有两种:一种是静脉腔内闭合系统(VNUS closure FAST 系统),此法应用一根导管介导射频能量(RF)以达治疗目的,该射频能量由专用发生器产生(VNUS 医疗技术有限公司,加利福尼亚州,金山湾);另一种则是静脉介入激光消融术(EVL),此法应用激光光纤介导发生器(该发生器有多种产品)产生的热能以达到治疗目的。RF 和 EVL 都是应用基于导管的血管介入技术,利用电磁能破坏存在反流的隐静脉系统以达治疗目的。

1999 年经由食物与药品管理局批准,RF 导管成为首先得以应用于大隐静脉腔内热消融术的设备,随后于 2002 年,激光能量介导的静脉腔内热消融术也在美国得以施行。

4.2 病因和疾病的自然史

大部分静脉曲张患者(60%～70%)都存在隐股交界处功能不全以及大隐静脉反流。我们必须认识到导致静脉曲张的潜在原因是静脉压力升高,因此治疗潜在原因与治疗曲张的静脉同样重要。

慢性静脉功能不全一般是由原发性功能不全或一些继发性疾病引起的,如急性深静脉血栓形成、创伤等。一项关于慢性静脉疾病的研究显示有 70%～80% 的患者存在原发性瓣膜功能不全,而因创伤或 DVT 导致的继发性瓣膜功能不全患者占 18%～25%,另有 1%～3% 的患者存在先天性异常。

4.3　患者的选择

CVD 患者通常因为以下两种原因而去求医,一种是出现了较严重的临床症状,另一种则是疾病影响到了患者外表的美观。因此患者的满意度取决于医生是否明确诊断,以及是否很好地解决了患者的主诉问题,包括临床症状和/或美观问题。不是所有有症状的患者都能意识到自己的症状,因为有些患者是隐性起病的。这些症状可以是肢体沉重、疼痛或某一段静脉变得脆软,瘙痒、烧灼感,坐立不安,夜间痉挛,水肿,皮肤改变,皮肤感觉异常等。经过治疗后,患者们会惊讶之前他们所认为正常的症状其实是有多么的不适。CVD 导致的疼痛往往会在行走或抬腿时加剧,静脉疾病所致的疼痛以及其他症状会在月经来潮或怀孕时加剧,针对这种情况可以采取外源性激素治疗(如口服避孕药)。

无论医疗条件如何,医生首先需要做的是详细的询问病史以及进行体格检查,对 CVD 患者进行临床检查的首要目的是依据时下流行的 CEAP 系统对患者的病情进行分类——临床表现(轻者如蜘蛛痣,至重者如皮肤损害),病因(原发性、继发性、先天性),解剖部位(表浅静脉、深静脉、穿通静脉)以及病理生理学类型(反流、闭塞或两者兼有),以上各个方面组成了 CEAP 系统。而以上几种主要分类下又分了许多亚分类。为了方便本章内容的阐述,我们把临床表现作为重点单独提出,其亚分类如下——C1:蜘蛛痣;C2:静脉曲张(见图 4 - 1);C3:水肿;C4:皮肤改变(见脂性硬皮病);C5:愈合性溃疡;C6:活动性溃疡。考虑到治疗方案的制订,这种分类(C)在首次就诊患者中是十分重要的参考因素。有关于慢性静脉功能不全(CVI)(例如,有严重并发症的患者(C4,C5,C6)的治疗方法将在其他章节展开讨论,本章节重点讨论 C2 期 CVD 患者的治疗方法。

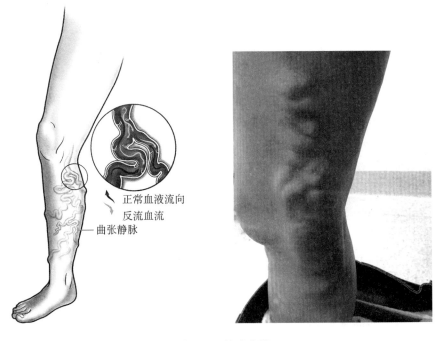

正常血液流向
反流血流
曲张静脉

图 4 - 1　静脉曲张

4.4 血管介入设备

仪器的选择主要由医生本人的喜好决定。我们医疗中心和其他研究机构对 RF 和 EVL 的功效进行了对比，发现 EVL 的消融能力较优。数年前，我们发表了 3 年内的总数据，显示 RF 消融的成功率为 94％，而 EVL 消融的成功率为 98％。然而，在当前的实际情况是，无论采用哪种技术，消融的成功率都是接近于 98％的。

图 4-2 展示了行静脉手术的手术室的常规布局：手术台和操作台都已经常规消毒放置在中央，便携式超声系统安置在一个可移动的小车上，热消融设备放置在靠术者较近的部位以方便术者观察仪表板上的数据。血流动力学检测设备（心率、血压、氧饱和度）作为备用设备，在对患者注射镇静剂后使用，以检测患者血流情况，但如果使用的是局部麻醉而没有使用镇静剂，则不需要此设备。

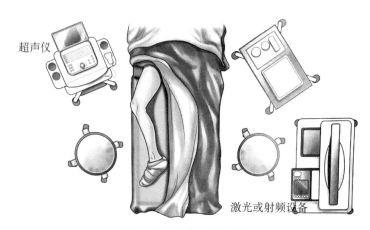

超声仪

激光或射频设备

图 4-2　手术室常规布局

4.4.1　血管内激光消融术(EVL)

二极管激光器：810/940/980/1 470 nm 波长共 4 种类型可选。

Nd：YAG 激光器：1 319/1 320 nm 波长两种商用品可选。

5-Fr 同轴导管和导管鞘以及 0.035 英寸(in)的导丝。

35/45/65 cm 等多种长度的导管鞘备，用以适应不同长度的静脉。

直径 600 μm 的激光光纤(裸光纤或包层光纤)在超声介导下经导管鞘置入达靶位点后，将其展开。

在一些需要消融较短静脉的场合，可以将激光光纤在超声介导下直接经微导管鞘置入；最近，一种直径更小的激光光纤(400 μm)也已面世。

在行 EVL 术时，术者操作一根长(35/45/65 cm)的导管鞘，将其置入靶位点后稍稍回退，以暴露 2 cm 左右的激光光纤。在行大隐静脉消融术时，需将光纤末端置于距股总静脉 1 cm 处的地方。

4.4.2 射频消融术(RF)

RF 发生器。

7 - Fr 同轴导管鞘,长 7 cm。

在行 RF 术时,术者操作一根短(7 cm)的导管鞘。行大隐静脉消融术时,RF 加热元件置于距股总静脉 2 cm 处的地方。有时 RF 导管的置入需要一根同轴 0.025 in 的导丝介导。

4.5 浸润水肿保护麻醉技术

术者操作时一般采用 25G 针头、容量 30 ml 的注射器进行麻醉,如果有助手帮忙,则可以连接一根三通管将麻醉剂注入。另外,可选用专用浸润水肿保护麻醉剂注射泵。

4.6 显像

诊断性操作原则上应是无创的,对于大部分下肢静脉疾病患者,一般都是采取多普勒彩色超声检查以体格检查的方式进行诊断的。

术者必须熟悉大隐静脉(GSV),前副大隐静脉(AASV),后副大隐静脉(PASV),旋股浅静脉,小隐静脉,隐间静脉,大腿小腿的穿通静脉,以及深静脉系统的解剖。

大隐静脉和小隐静脉在超声图像上位于它们相应的隐静脉腔内(见图 1 - 11、图 1 - 12)。如果多普勒超声显示它们功能丧失,那么它们可能是导致静脉血压升高的原因,并且应该在消融术中清除。

患者取站立位时经多普勒超声显像测得的静脉直径需记录在案,并依此决定行消融术时所用的能量大小。

理想的显像系统包括彩色多普勒超声装置,以及一个 5～7 MHz 的线阵式换能器。新型"便携式"工作平台也可用于静脉手术。

4.7 穿刺

手术开始时首先在穿刺部位皮肤表面用小针头(25～30G)的注射器施以局部麻醉(打皮丘)。随后术者换用穿刺针,与皮面呈 45°角在距超声探头 1 in 的地方刺入,这样靶静脉就位于与超声光束和穿刺针头形成的三角形的一个顶点上。穿刺大静脉(直径>5 mm)时,选用 18G 的针头,穿刺小静脉时,则选用 21G 针头的微穿刺套管针效果较好。

4 - Fr 或 5 - Fr 微穿刺套管针包括 21G 针头、直径 0.18 in 长 40 cm 的导丝以及一个微导管鞘。

在行 EVL 术和 RF 术时选用的经皮穿刺针针头大小均为 21G,且需在超声介导下进行穿刺。

将一根直径 0.035 in、长 150 cm 的 J 形导丝穿入微导管鞘内直达靶位点。

如果术中导丝难以穿过静脉较曲折的部分,则在曲折部位的上方另行一个穿刺点刺入,然后将该静脉分成两段分别进行治疗。

治疗大隐静脉时,穿刺点一般选在距中央静脉最远的反流部位,这个部位通常在膝部以下 Boyd 穿通静脉所处的层面。

治疗小隐静脉时,穿刺点一般选在小腿中后部,腓肠肌肌腹最显著的部位。

术者不可将导丝、导管鞘、光纤和/或导管置入股总静脉,应置于距离所需治疗的股总静脉 1 cm 左右的隐股交界处。

在超声显像下将针头置于穿刺部位静脉表面后,术者通常会先轻推针头试探一下血管壁的弹性,再用力刺入血管。当穿刺针刺入血管后,若注射器内出现随呼吸节律改变的非搏动性暗红色血液,则证明成功刺入了静脉(见图 4-3)。

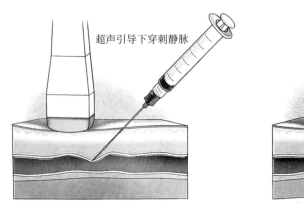
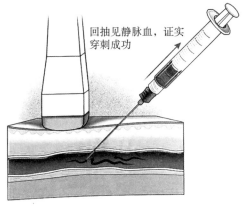

图 4-3　超声引导下静脉穿刺

4.8　止血和抗凝

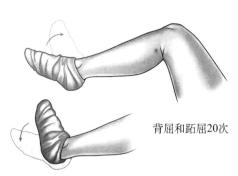

背屈和跖屈20次

图 4-4　背屈和跖屈

穿刺部位的止血只需要用手按压一会儿即可。通常情况下,除非患者存在潜在的血栓形成倾向,否则都不需要用抗凝剂预防血栓。

患者需要分为低/中/高等级以决定是否需要在围手术期进行血栓预防(物理性、药物性)。

如图 4-4 所示,术者在操作台上刺激小腿肌肉泵可以有效防止热消融过程中血栓栓子复合物的形成。消融步骤结束后,在行静脉点状剥脱术前,通常会要求患者背屈和跖屈 20 次。

4.9　手术步骤

患者进入手术室后,术者先对其患肢进行简单的检查,并用记号笔在皮肤上标记出所有膨出的曲张静脉的位置,随后患者取仰卧位躺在手术台上。术者在进行手术前需再审查一遍患者的多普勒超声报告,我们则通常喜欢用超声探头对患肢做一个快速的扫描以进一步了解患者的静脉解剖情况。在手术前术者还需要详细记录患者静脉扭曲、瘤性扩张的区域,以及各属支和穿通静脉的位置,这个步骤我们称之为"静脉判读",其重要性将在后文提到。

超声扫描从腹股沟处开始,沿着静脉的走向向远端移行直到其末端发出分支并形成了曲张的静脉属支,这些曲张的静脉属支便是隐静脉功能不全的"罪魁祸首",这个转换区域一般都位于膝部正下方,但也会存在许多解剖学变异情况。因此,经皮穿刺的部位通常就选择在膝部正下方,虽然如此,术者还是要做好在任何其他位置(自膝部以下至大腿)进行穿刺的准备。

一旦最佳穿刺点选好后,就开始进行穿刺准备。穿刺时需在靶静脉的管腔内放置一根导丝,术者们常用的穿刺技术是在超声引导下行经皮穿刺术,穿刺时术者和患者都必须保持良好的状态,术者在进行穿刺时前臂最好能做支撑以保证其手部动作的稳定性。

超声探头必须垂直于皮肤表面放置以便在显示屏上清晰显示靶静脉的短轴或长轴图像。一旦确认要进行静脉穿刺,就要选择合适的导丝进行穿刺。通常微穿刺针可以容纳0.018 in 的导丝,4-Fr 的同轴微导管鞘和腔内扩张器。通常需要先用解剖刀(11 号刀片)在导丝穿入的部位戳一个切口并将其扩大,使其能容纳微导管鞘的进入,穿刺时可以通过超声显像以确定导丝是否成功置于静脉管腔内(见图 4-5)。

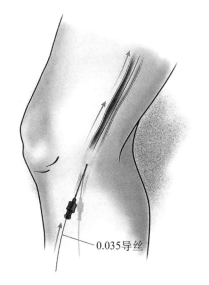

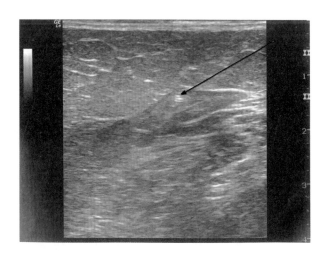

0.035导丝

图 4-5 超声确认导丝位置

箭头所示为 0.035 in 导丝

穿刺后微导管鞘留在原处,将微扩张器和 0.018 in 的导丝抽出,留下来的微导管鞘用于置入 0.035 in 的导丝,后者在超声引导下最终置于隐股交界处。

有些术者喜欢先将末端呈 J 形的导丝送入,但是我们习惯先将末端笔直的导丝送入,尤其是进行小静脉穿刺时。J 形导丝可能导致静脉的膨胀且在送入的途中会摩擦静脉内壁导致损伤,除了使静脉膨胀外,还会导致疼痛,后者会刺激外膜残留的肾上腺交感神经纤维兴奋(见图 4-6、图 4-7)。

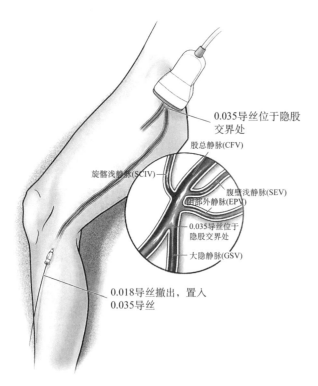

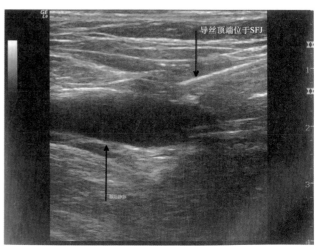

0.035导丝位于隐股交界处

股总静脉(CFV)

旋髂浅静脉(SCIV)

腹壁浅静脉(SEV)

阴部外静脉(EPV)

0.035导丝位于隐股交界处

大隐静脉(GSV)

0.018导丝撤出，置入0.035导丝

图 4-6　导丝置于隐股交界处

上箭头所示导丝末端成功置于隐股交界处，下箭头上方为股总静脉。

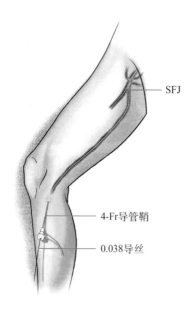

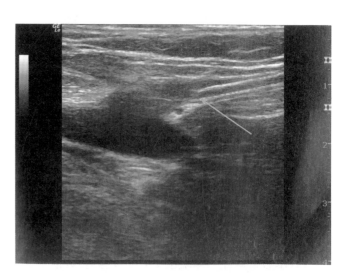

SFJ

4-Fr导管鞘

0.038导丝

图 4-7　导管鞘位于隐股交界处

箭头所示为导管鞘位于隐股交界处。箭头左侧黑点为阴部外动脉。

4.10　静脉周围的浸润水肿麻醉

　　将大量稀释后的麻醉剂注入隐静脉腔内可以导致内部的组织肿胀,这便是浸润水肿麻醉的原理(见图4-8、图4-9)。术者通常用的是0.1%利多卡因和肾上腺素的混合溶液,将1%利多卡因50 ml与1:100 000的肾上腺素混入500 ml已缓冲好的乳酸林格液中,之后将配好的液体注射入靶静脉的周围即可。

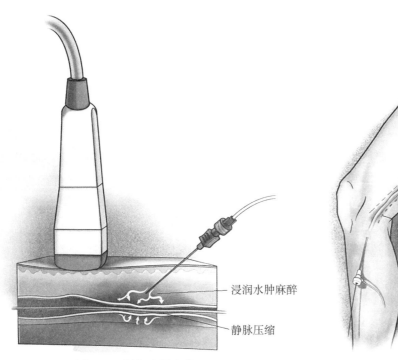

图4-8　浸润水肿麻醉(一)

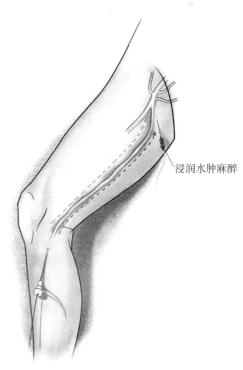

图4-9　浸润水肿麻醉(二)

两条虚线之间即为静脉麻醉范围

　　静脉周围浸润水肿麻醉有以下几点好处。首先,静脉周围的肿胀麻醉可以起到吸热装置的作用,由于靶静脉周围围绕着液体,由热消融导管消融静脉壁时产生的热量可以很好地被周围的冷麻醉液体吸收,这样热量就不会波及其他组织如神经纤维,使得损伤仅仅局限于静脉壁。其次,静脉周围的肿胀麻醉可以压缩静脉。Closure FAST射频设备通过将热量传导至静脉壁,在应用激光消融时,则是通过直接接触和对流的方式传导热量。无论应用哪种技术,只要静脉壁与热消融导管接触得越近,能量的传导就更有效率,而当术者在超声引导下注入的麻醉液越多,静脉的直径就越小(液体压缩所致),最终就可以使得静脉壁和导管很好的贴合。最后,静脉周围的肿胀麻醉自然还能起到止痛作用,患者在手术中所承受的痛苦会减少很多。

4.11　激光

在进行 EVL 热消融术时，通常选用 4 - Fr 或 5 - Fr 的导管鞘，与 RF 消融术不同的是，行 EVL 术所用的导管鞘要有足够的长度以便到达隐股交界处。导管鞘长度可以通过测量患肢穿刺部位至腹股沟部位的距离来确定。一般来说，在膝部以下穿刺时，这个长度大约为 40 cm，因此 45 cm 的导管鞘是最常用的，常用的导管鞘有 25 cm、35 cm、45 cm、65 cm 4 种类型。选好导管鞘后，便可将其在导丝的引导下置于隐股交界处。有时候需要扩大穿刺点以容纳导管鞘的进入，用 11 号刀片的解剖刀扩创即可。在置入导管鞘的过程中可能引起患者的不适，在没有使用镇静剂的患者中这种表现尤为明显，如果出现这种情况，切不可将导管鞘强行送入，而是应该暂时停止导管鞘的送入并在静脉周围注射浸润水肿麻醉液，由于导丝在静脉腔内，对静脉的麻醉可以很准确顺利地完成，随后患者的疼痛减少，便可继续导管鞘的送入，当导管鞘达到最终部位，即距离股总静脉 2 cm 的部位后，便可将扩张器和 0.035 in 的导丝一并退出。

将激光光纤插入导管鞘内，穿过止血阀直到导管鞘的末端，然后将导管鞘退出 1 cm，以便暴露出光纤的头部（位于隐股交界处）。有的套装其光纤上有锁模以帮助完成这一步骤，同时确保在退出的过程中光纤-导管鞘复合物不至于分离。切不可用推进激光光纤的方法以暴露光纤头部，因为这种方法可能会误穿静脉壁，尤其是使用裸光纤时，裸光纤没有镀层，这使得其头部异常锋利；而使用包层光纤时，其头部较平滑，因而刺穿静脉壁可能性要稍低。由此可见，用"拔鞘法"暴露光纤头的方法其危险性要小得多（见图 4 - 10、图 4 - 11）。

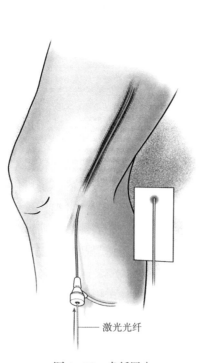

图 4 - 10　光纤置入

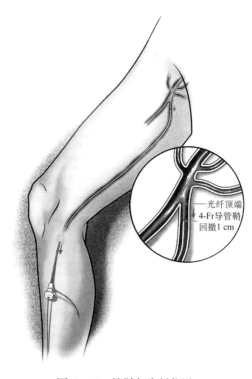

图 4 - 11　管鞘与光纤位置

光纤头暴露后,应置于距离股总静脉入口 1～2 cm 的地方,如果此时可以看见腹壁浅静脉,光纤头应远离该血管的入口,经验证明这样可以防止血栓形成后进入股总静脉,同时可以避免新生血管的形成,而新生血管的形成则可能导致疾病复发。

当静脉穿刺成功,各项设备安置完毕,麻醉也已上好后,就可开始治疗步骤。

4.11.1　激光的回抽

激光消融术中光纤的回抽过程并不是直接抽出的,其中需要用不同波长的激光,且需要根据实际情况调整,而不是预先设定好的,大部分具体过程将在第 6 章中详细讲解。鉴于作用于血红蛋白的 3 种波长分别为 810 nm、940 nm、980 nm,作用于静脉内的能量线密度(LEED)应调整在 60～80 J/cm 之间,这种做法对大部分静脉都能收到很好的效果,且便于新手记忆与使用。当术者积累了一定经验后,他可能会想要对静脉的解剖结构进行修饰完善,这样就使得他们在手术时因为考虑到瘤性扩张静脉、大的静脉属支以及穿通静脉的存在,而不得不使用较高于正常程度的能量密度,但是小静脉和贴近皮肤的静脉则需要低能量、小密度才能得到更好的治疗效果。回抽的速度以 mm/s 计算,其大小依据所使用的 LEED 来决定。

激光仪的输出功率可以调整,大部分激光系统在进行静脉内消融时使用的最大功率可达 15 W,1 瓦特(W)代表 1 秒可以传输 1 焦耳(J)的能量(即 1 W=1 J/s),以此类推得 10 W=10 J/s。激光功率只需调整到 10 W,对大部分静脉都能收到很好的治疗效果,因此假如我们要治疗一条普通的长 40 cm 的功能不全的大隐静脉,可以采取以下一系列步骤:将 LEED 调整至 60 J/cm,所需的总能量就是 2 400 J,在 10 W 功率下,传输完所有能量所需的时间为 240 s,这样回抽的速度就应当控制在大约 0.17 cm/s,即 1.7 mm/s(10.2 cm/min)。

如果术者不想用手动进行回抽,那么市售的有一种可以自动回抽的设备,这个设备可以以 1 mm/s 或 2 mm/s 的固定速度回抽光纤。其优势在于,没有一个人在手动回抽光纤时可以保持速率是一直稳定不变的,而仪器回抽的过程中其速率是恒定不变的;其不足在于,手动回抽时术者可以根据静脉情况的不同,合理调整回抽速率,例如遇到瘤性扩张的静脉,或贴近皮肤表面的静脉时。

在定位光束时,手动按压光纤头可以帮助靶静脉壁与能量源更近距离地接触(见图 4-12、图 4-13)。自包层光纤头出现后,这种做法便饱受争议。一些小型研究结果显示在用裸光纤进行消融时使用包层光纤头可以降低中心静脉穿孔的发生率。回抽时在外部手动按压光纤头的目的是使静脉壁与能量源(光纤头)距离更近,这样在使用裸光纤时光纤就会被分成两部分,一部分是与静脉内膜直接接触(通过接触传递能量的部分),还有一部分则并没有与静脉内膜直接接触(通过对流传递能量的部分)。大量的组织学样本显示静脉发生穿孔的部位多位于与光纤头直接接触的地方,因此使用包层光纤头的目的就是不让静脉与光纤有任何的直接接触,这样就可以有效减少静脉穿孔现象的发生。

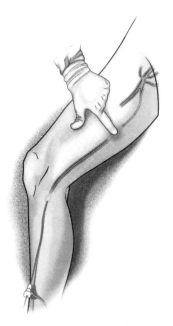

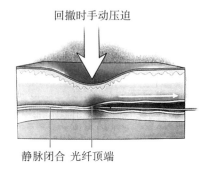

回撤时手动压迫

静脉闭合　光纤顶端

图 4 - 12　回撤时手动压迫(一)　　　　图 4 - 13　回撤时手动压迫(二)

　　在光纤回抽结束时,术者将脚从踏板上挪开,以关闭激光发射,随后将激光光纤和导管鞘一并抽出,再进行一个快速的多普勒扫描以确认静脉成功关闭,彩色多普勒图像应显示缺少血流信号,灰阶图像上则应显示为厚的、不可被压缩的静脉壁(见图 4 - 14)。

　　随后由助手用加压绷带对患肢进行包扎(见图 4 - 15)。我们建议患者在术后用 3 层绷

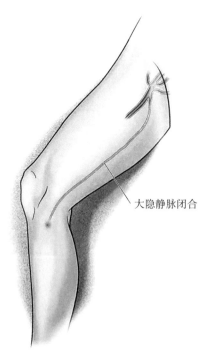

大隐静脉闭合

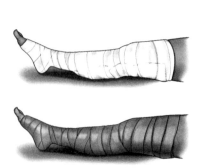

图 4 - 14　大隐静脉闭合　　　　　图 4 - 15　术后对患肢加压包扎

带包扎 48 小时,术后合适的包扎是十分必要的,不适当的包扎可能导致血肿、水疱、神经痛、局部缺血甚至是出血等现象,48 小时后便可除去自患肢足部至腹股沟处包扎的加压绷带。患者的包扎要保持一个合适的压力梯度,自小腿自腹股沟的压力应逐步下降,在包扎加压绷带的过程中,在腓骨头外侧放置一个衬垫是十分必要的,这样可以避免对腓浅神经和腓深神经造成压迫性损伤,否则可能引起足下垂。应鼓励患者在术后立即进行适当运动,这样可以减少血栓复合物的形成。

对于肥胖患者来说压迫性外包扎显得尤为重要,因为患者的绷带很有可能被撑开,因此这类患者往往需要穿着更紧一点的加压包扎绷带,但是这样又可能导致压力过当而产生水疱,甚至是皮肤坏疽,因此观察是十分重要而且是必需的。

4.12　射频消融术

VNUS Closure 系统包括一个由电脑控制的射频发生器和一次性导管(见图 4-16～图 4-21)。如今的射频消融术在回抽技术上已经由原来的缓慢连续回抽演变成了快速节段性回抽。原来的设备是依靠导管头部的阴阳极来导航的,当导管接触到静脉壁后,静脉壁就类似于电灯泡一样,在电路中起到一个电阻元件的作用。对于电灯泡,电流通过细钨丝,使之加热并最终发光;而对于功能不全的隐静脉,射频电流经过静脉,使之加热,最终导致胶原分子的收缩。

由于加热部分只有 1 cm 长,因此需要缓慢回抽导管以使静脉得到彻底治疗。另外,在回抽过程中导管头部凝固物的产生使得阻抗升高,当其达到阈值后就会导致发生器自动中断工作,这时就需要将导管拔出,清理干净,再重新置入静脉。这套装置可以将静脉加热到 85℃,研究显示术后 5 年内静脉关闭率可达 85%。

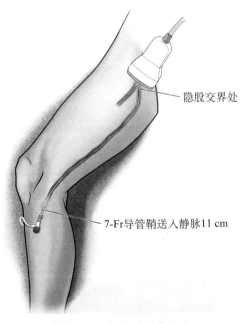

图 4-16　射频消融术(一)

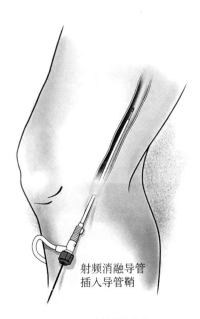

图 4-17　射频消融术(二)

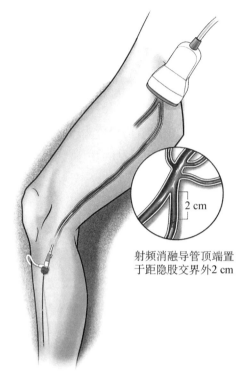

射频消融导管顶端置
于距隐股交界外2 cm

图4‑18 射频消融术(三)

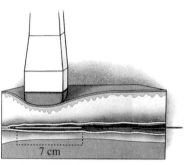

射频消融导管消融静脉7 cm

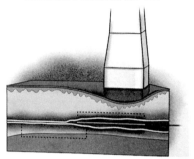

射频消融导管回撤6.5 cm, 重复消融

图4‑19 射频消融术(四)

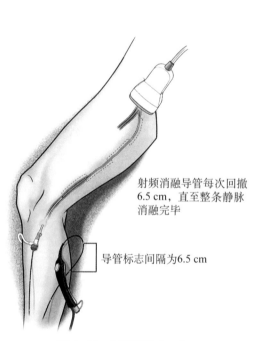

射频消融导管每次回撤
6.5 cm, 直至整条静脉
消融完毕

导管标志间隔为6.5 cm

图4‑20 射频消融术(五)

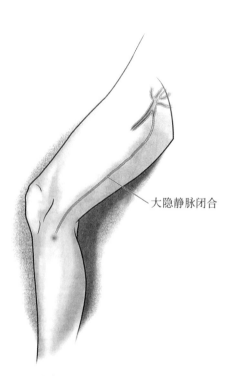

大隐静脉闭合

图4‑21 射频消融术(六)

以上整个操作过程可以利用静脉周围肿胀浸润的方法在局部麻醉下完成,可以辅以或不使用镇静剂。为了让导管到达靶静脉,需要先置入一根导管鞘。电极应在隐股交界处展开并置于腹壁浅静脉开口处,如果没有找到腹壁浅静脉,则置于距离股总静脉起源处 2 cm 左右。

在治疗前,需用稀释的利多卡因环绕治疗的静脉全程进行麻醉。

当射频能量传递到电极后,便开始缓慢退出导管,并将治疗温度控制在 85℃。整个系统自带一个反馈装置,可以控制能量的传输并对整个过程进行适当的监控。

第二种发生装置(ClosureFAST)配置了另一种加热元件,该装置的治疗部件长 7 cm,是以节段性快速回抽的方式工作的。当导管放置好后,再打开发生器用 20 s 时间将环状射频电流传输至导管头部,将静脉壁的温度加热到 120℃,随后将导管回抽 6.5 cm(<7 cm)以覆盖上治疗部分,如果换用一个更长的加热元件,治疗典型的 40 cm 长的隐静脉仅需耗时 3 分钟。

4.13 小隐静脉消融术

Gibson 描述了大隐静脉的隐股交界处(SFJ)与小隐静脉的隐腘交界处(SPJ)在解剖学上的差异,以及两者血栓预防上的差异,还有腓肠神经与小隐静脉之间的关系,正确地指出了治疗小隐静脉的静脉内激光热消融术与大隐静脉存在细微的差别。Gibson 解剖分型如图 4-22 所示。

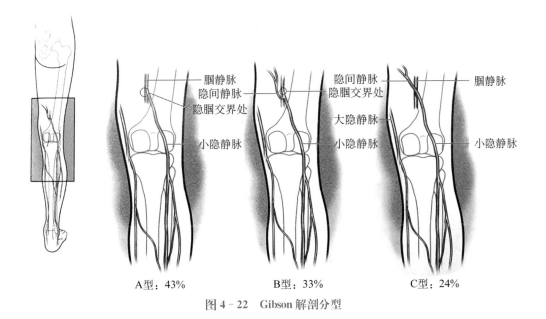

图 4-22 Gibson 解剖分型

A 型——SPJ 处没有显著分支,约占 43%;

B 型——SPJ 与一条较大的隐间静脉相连,约占 33%;

C 型——SSV 不直接汇入深静脉(在 SPJ 处或 SFJ 处),而是在腘窝处延续为隐间静脉,后者成为 SSV 的唯一终端,约占 24％。

　　A 型患者,其 SSV 直接汇入腘静脉,此类患者其治疗方式与大隐静脉十分相似(见图 4-23)。患者进入手术室后,取站立位,术者先用记号笔在皮肤上将膨出的静脉做好标记。与大隐静脉的仰卧位不同,患者采取俯卧位,随后术者对患肢进行常规消毒准备(见图 4-23)。

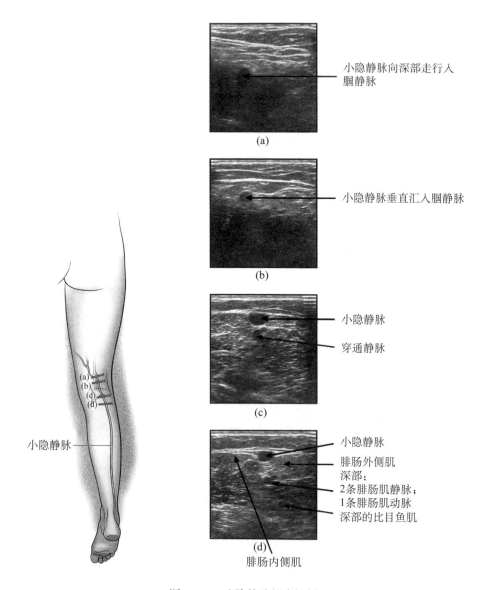

图 4-23　小隐静脉超声解剖

注:(a) 隐腘交界处远端 1 cm;
(b) 隐腘交界处远端 2 cm;
(c) 隐腘交界处远端 4 cm;
(d) 隐腘交界处远端 5 cm。

　　术前常规进行一个快速扫描,以明确穿刺部位,决定需要治疗的静脉长度以便准备合适的导管鞘。在没有延伸的情况下,典型的小隐静脉其长度约 15 cm(见图 4-24)。在放置导管前一定要标记出 SPJ 的解剖部位。常规情况下超声探头放置在静脉长轴时显像效果最好,因为小隐静脉在到达腘静脉处后会向深部走行,在这个部位小隐静脉会出现一个长约 2 cm 的 45°弯曲,我们习惯对这个部位不进行治疗,原因如下:①腓肠肌静脉丛在这个部位汇入小隐静脉,这样可以很好地保留这些静脉;②胫神经在这个部位距离小隐静脉很近。尽管用肿胀麻醉法就可以很轻易地将胫神经与静脉分开,但一旦麻醉液深入这根神经,就会导致暂时性的神经麻痹而引起患者和医生不必要的担忧。

4.13.1　穿刺(见图 4-25~图 4-27)

小隐静脉的经皮穿刺部位一般选择在小腿中部腓肠肌下端,穿刺针一般选择带 21G 穿刺针、0.018 in 导丝的微穿刺套装。0.018 in的导丝在超声引导下经过穿刺针到达 SPJ,随后将微导管鞘置入并换用 0.035 in 的导丝。

RF 术中置入的是 7 cm 长、7-Fr 大小的导管鞘。需要注意的是当回抽导管鞘暴露 RF 加热元件后,整个装置的长度会变为 14 cm。在治疗典型的长 15 cm 的小隐静脉时,只需要对 SPJ 进行一次双重环状射频治疗,再在导管回抽后追加一次治疗即可,即总共进行 3 次(60 s)治疗。

在 EVL 术中,激光光纤在整个治疗过程中起主导作用。首先用 21G 穿刺针穿刺,再置入微导管鞘,如果使用的是 600 μm 或 400 μm 的裸光纤,则可以直接穿入微导管鞘内,但如果使用的是包层光纤,则需要将微导管鞘换成 4-Fr 或 5-Fr 的大小。

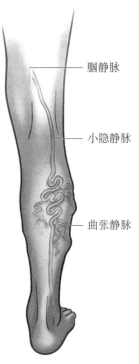

图 4-24　小隐静脉曲张外形

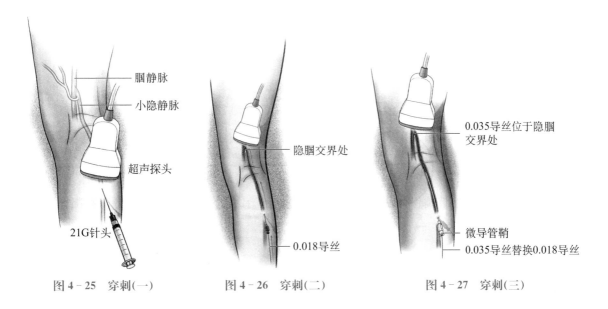

图 4-25　穿刺(一)　　　　图 4-26　穿刺(二)　　　　图 4-27　穿刺(三)

4.13.2　定位(见图4-28)

在 RF 术和 EVL 术中光纤头放置的部位是相同的——距离腘静脉开口处 2 cm 的地方,即小隐静脉"弯曲部"所在部位。由于 RF 术中用 ClosureFAST 装置加热时会使得导管顶端再往前的部分也被加热,因此尽管许多术者用 RF 术治疗获得了成功,本人还是倾向用激光对 SSV 进行消融治疗。

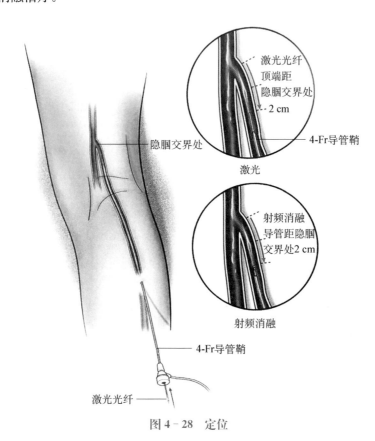

图 4-28　定位

4.13.3　麻醉

与大隐静脉类似,小隐静脉也被包绕在一层筋膜室内,且相较于大隐静脉被包绕得更多,筋膜组织更厚,也因此成为定位小隐静脉的标志。小隐静脉位于小腿后正中线上,在腓肠肌内外侧头相交处位置最为表浅。

麻醉所采用的肿胀麻醉技术与之前相同,即在超声引导下将麻醉液注入静脉周围,效果理想的话,可以看到小隐静脉被压缩,其直径明显减小。

4.13.4　回抽(见图4-29)

在这个步骤,用 RF 术治疗将变得具有挑战性。由于 RF 装置的加热元件自身就有 7 cm 的长度,因此在对较短静脉进行治疗时就需要术者格外小心。而用激光消融术的话,则与大隐静脉等其他静脉没有什么不同,首先选择合适的 LEED,设置好功率,再计算出回抽速率即可。

4.14　"副"静脉和"旋"静脉的治疗

　　前文所提到治疗原则的对"副"静脉和"旋"静脉同样适用(见图 4 - 30,图 4 - 31)。穿刺通常选择走向笔直的静脉最远端的节段,对于"旋"静脉来说,这些穿刺点位于在大腿上三分之一处,因此所治疗的静脉长度相对就较短,约为 5～10 cm。"旋"静脉的走向都是斜行具有一定角度的,在手眼协调进针时要考虑到这一点。另外,由于这些静脉需要治疗的部分较短,因此换用较长的微导管鞘则会很不方便,基于这种原因,笔者比较喜欢使用激光治疗这类静脉,激光光纤可以很好地穿过微穿刺所用的导管鞘,并且将能量传输至光纤头。而 RF 导管的加热元件长达 7 cm,因此并不适合治疗"旋"静脉。

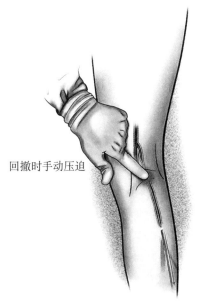

回撤时手动压迫

图 4 - 29　回抽

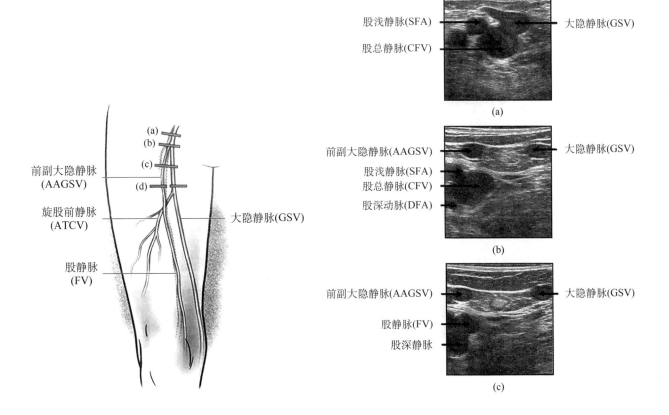

股浅静脉(SFA)　　大隐静脉(GSV)
股总静脉(CFV)

(a)

前副大隐静脉(AAGSV)　　大隐静脉(GSV)
股浅静脉(SFA)
股总静脉(CFV)
股深动脉(DFA)

(b)

前副大隐静脉(AAGSV)　　大隐静脉(GSV)
股静脉(FV)
股深静脉

(c)

前副大隐静脉
(AAGSV)
旋股前静脉
(ATCV)
股静脉
(FV)

(a)
(b)
(c)
(d)

大隐静脉(GSV)

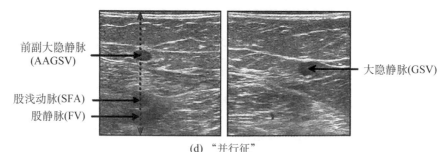

(d)"并行征"

图 4 - 30 前副大隐静脉超声解剖

注:(a)隐股交界处;
(b)隐股交界处远端 1 cm;
(c)隐股交界处远端 3 cm;
(d)隐股交界处远端 5 cm。

"副"静脉通常要长于"旋静脉",短于大隐静脉,由于它们是平行于大隐静脉长轴方向走行的,因此它们的穿刺部位也与大隐静脉的穿刺点相似。

行"副"静脉消融术时,将光纤头置入 SFJ 时需要更仔细地调节超声探头,以获得较好的操作视野。

在腹股沟处,前副大隐静脉(AAGSV)位于股总静脉浅层,大隐静脉外侧以及股总动脉内侧,"并行征"标志可以用来寻找 AAGSV,在同一个超声平面,AAGSV 较股浅动脉和股静脉都要显眼,可以直接找出。AAGSV 从 GSV 前外侧发出后与 GSV 平行下行,有时会将其与旋股前静脉(ATCV)混淆,后者是斜行越过 GSV 的(见图 4 - 31)。

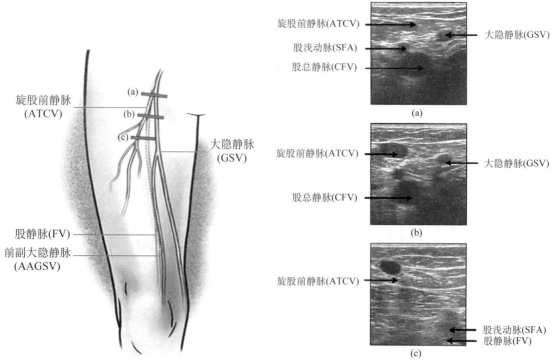

图 4 - 31 旋股前静脉超声解剖

注:(a)隐股交界处;
(b)隐股交界处远端 3 cm,ATCV 斜行;
(c)隐股交界处远端 5 cm,ATCV 斜行越过 FA 和 SFA

4.15　腘窝静脉

我们所特指的腘窝静脉(popliteal fossa vein，PFV)，是穿过腘深筋膜，将血液汇入深静脉系统的静脉(见图 4 - 32)。

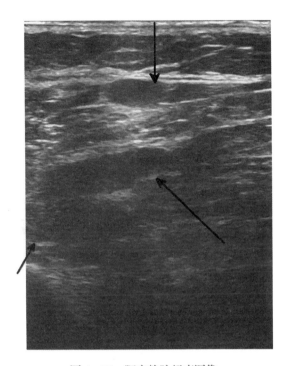

图 4 - 32　腘窝静脉超声图像

左下方侧箭头所示为腘静脉；右下方箭头所示为腘窝静脉；上方箭头所示为小隐静脉

静脉曲张存在率为 4.4%，多在具有复杂反流的患者中存在，这类患者的三个静脉系统内或远或近均存在反流，其静脉具有极高的危险系数。PFV 穿过腘深筋膜后在 SSV 上方汇入深静脉系统(96% 的情况下该静脉即腘静脉)。

4.16　激光辅助隐静脉末端切除术

激光辅助隐静脉末端切除术(LADS)作为一种混合技术，在大隐静脉位于隐静脉腔之外或者走行十分表浅时可以起到不错的治疗效果(见图 4 - 33～图 4 - 38)。

大腿的 GSV 用常规静脉内激光消融术即可治疗，但如果激光光束检查发现静脉走行十分表浅时，则会另戳一个较小的切口，将该静脉挑起后取出。对于末端隐静脉，可以利用 2.0Prolene 缝线将其缝合在 4 - Fr 导管鞘上，再一并剥离，在这里导管鞘起了隐静脉剥离器的作用。

进行此项操作的首要前提是将较表浅的静脉热消融后,在剥离的过程中避免皮肤变色,由于在热消融会导致静脉碳化,而碳化后的静脉容易使得皮肤染上颜色,这样导致的结果就是在静脉走行的部位出现一条很不美观的"黑线",因此在剥离静脉时最好要避免这种情况的发生。

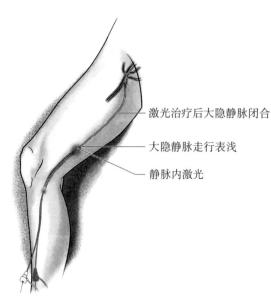

图 4-33　激光辅助隐静脉末端切除术(一)

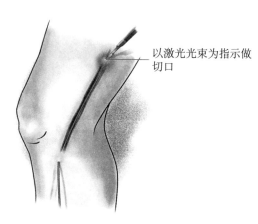

图 4-34　激光辅助隐静脉末端切除术(二)

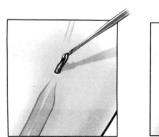

钩针勾出大隐静脉

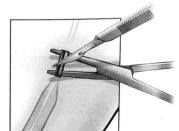

切开大隐静脉

图 4-35　激光辅助隐静脉末端切除术(三)

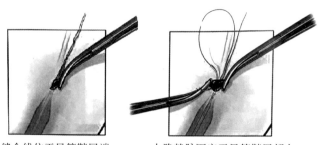

缝合线位于导管鞘尾端　　　　大隐静脉固定于导管鞘尾部上

图 4-36　激光辅助隐静脉末端切除术(四)

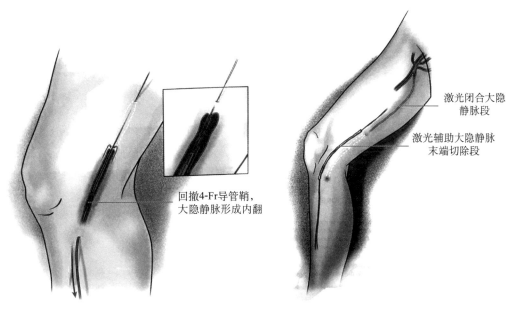

图 4 - 37　激光辅助隐静脉末端切除术(五)　　图 4 - 38　激光辅助隐静脉末端切除术(六)

4.17　混合治疗方式在混合性静脉功能不全中的应用

　　进行一次手术时应该根据具体的临床情况采取多种手术方式和技术。当有多条静脉同时出现功能不全时,我们会根据之前所述的治疗原则对每条静脉分别进行穿刺和治疗(见图4 - 39、图4 - 40)。为了提高此类手术的效率,通常需要多种治疗方式并用,这就需要术者有

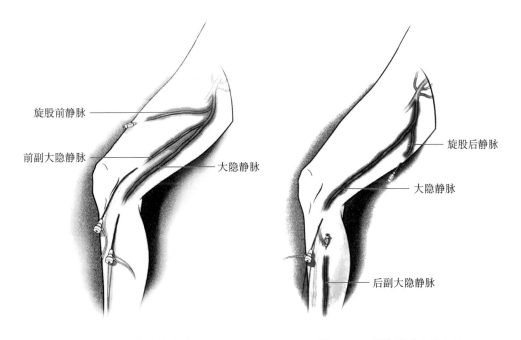

图 4 - 39　混合治疗方式(一)　　　　　图 4 - 40　混合治疗方式(二)

一定的能力,如果一个外科医生熟练掌握了热消融术、点状剥脱术、超声介导下泡沫硬化疗法等技术,那么就可以在手术室应付 99% 的混合性静脉功能不全患者。

4.18 结论

静脉内热消融术因其简易性、高效率、安全性以及理想的治疗效果而被广泛认可。另外点状剥脱术和超声介导下泡沫硬化疗法也是辅助热消融术治疗隐静脉的两种很好的手段。有了以上 3 种治疗方法的联合使用,几乎所有的静脉疾病患者,无论是简单的复杂的,还是表浅静脉或穿通静脉的问题,都可以在医生的治疗室舒适地接受整个安全有效的治疗过程。(有关更复杂情况的介绍以及目前各种治疗方法的比较,请见第 5 和第 6 章)

参考文献

[1] Trendelenberg F. Uber die Unterbindung der Vena Saphena Magna bie Unterschenkel Varicen [J]. Beitr Z Clin Chir, 1891, 7: 195.

[2] Keller W L. A new method of extirpating the internal saphenous and similar veins in varicose conditions [J]. N Y Med J, 1905, 82: 385.

[3] Bergan J J, Pascarella L. Varicose vein surgery. In: Wilmore D, Souba W, Fink M, editors. ACS Surgery Online [M]. New York: Web MD, Inc; 2003.

[4] Rautio T, Ohinmaa A, Perala J, et al. Endovenous obliteration versus conventional stripping operation in the treatment of primary varicose veins: a randomized controlled trial with comparison of the costs [J]. J Vase Surg, 2002, 35: 958 - 965.

[5] Lurie F, Creton D, Eklof B, et al. Prospective randomised study of endovenous radiofrequency obliteration (closure) versus ligation and vein stripping (EVOLVeS): two-year follow-up [J]. Eur J Vasc Endovasc Surg, 2005, 29: 67 - 73.

[6] Almeida J I, Raines J K. Radiofrequency ablation and laser ablation in the treatment of varicose veins [J]. Ann Vasc Surg, 2006, 20: 547 - 552.

[7] Gibson K D, Ferris B L, Polissar N, et al. Endovenous laser treatment of the small saphenous vein: efficacy and complications [J]. J Vasc Surg, 2007, 45: 795 - 801.

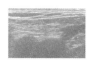

第 5 章

射 频 消 融 术

5.1 历史背景

20世纪六七十年代的研究人员发现在行隐静脉热消融术后会出现皮肤三度烧伤、隐神经损伤等并发症,因此人们迫切需要改进技术以减轻行消融术时对邻近组织造成的热损伤。低功率、双极电流的电路,特制电极配以实时监控静脉壁温度与阻抗设备的系统便应运而生了。双极电极的使用,使得电流集中在两个电极之间的电路上,从而减少了对邻近组织的损伤。另外,早期经验提示当前治疗方式也需要做出调整以减少并发症的发生和提高手术成功率。

5.1.1 一代设备

据一个由企业赞助的可行性研究显示:①Restore(重塑导管)导管(VNUS 医疗技术有限公司,加利福尼亚,金山湾)可以使瓣膜下部收缩,从而改善瓣叶的功能;②Closure(闭合导管)导管则应用于长静脉,通过介导电阻加热使得静脉壁在最大程度上收缩以达到永久性闭合该静脉的目的。经 Restore 导管治疗后,其中有 81% 的病人在术后 6～12 个月内复发或者出现持续性反流;而经 Closure 导管治疗的患者在平均 4.7 个月内反流发生率为 6%,静脉曲张复发率为 4%。因此作者得出结论利用 Closure 导管治疗其效率和安全性均要优于隐静脉剥脱术,通过进一步修改治疗方案可以降低术后并发症并提高手术成功率。

1999 年,美国加利福尼亚金山湾的 VNUS 医疗技术有限公司经美国食品与药物管理局授权批准上市出售一种新设备,用于治疗隐静脉功能不全(闭合法)。第一代设备,即 Closure Procedure 通过在导管末端安装双极电极来将射频能量传送到静脉内壁,该可折叠电极上有温度传感器以将静脉温度反馈给 RF 发生器,当电极展开后,通过与静脉壁内膜直接接触,便可传送射频能量,静脉壁的电阻效应可以将射频能量转化为热量。RF 热消融术的基本原理已经在动物研究中演示过:静脉壁中的胶原成分在受热后收缩,使得静脉壁迅速增厚,静脉直径减小,内皮受损导致炎症反应,从而造成组织纤维化,静脉永久性闭合。

静脉壁的热效应与治疗温度和时间直接相关,后者取决于导管的回抽速度。治疗温度一般为 85℃,回抽速度一般为 3 cm/min。热效应使得胶原充分收缩,同时作用于静脉周围组织,导致静脉闭合。为了评估静脉周围组织损伤的潜在风险,将静脉外膜的温度记录在一个体外模型内,最终得出了标准治疗下外膜的平均最高温度为 64.4℃,在任何体位下沿着静脉走行激光治疗的时间约 10 s。如果静脉周围存在一个 2 mm 的盐水层,治疗最高温度应降至 51.3℃。

5.1.2 二代设备(VNUS ClosureFAST)

随着 ClosureFAST RF 消融导管的出现,缓慢回抽技术不再被应用,120℃治疗温度下节段性治疗方式显著改进了手术过程。通过传导控制加热过程使得即使在很高的热能下也不会造成静脉穿孔,EVL 术后存在的炎症反应在 ClosureFAST 术后不会出现。

LEED 通常用来表示静脉介入操作中所使用的能量大小。使用第一代(双极)RF 设备时,导管的回抽速度要足够慢,以保证静脉壁的温度达到治疗所需的 85℃,传输给静脉的能量大小经测量后汇报给术者,因为 RF 发生器自带反馈机制以维持 85℃治疗温度。在使用 CLF 设备时,在 20 s 的治疗周期下温度需维持在 120℃,在隐股交界处,由于该部位十分重要,需要以(116.2±11.6)J/cm 的 LEED 来传输两个周期的射频能量,使得第一段 7 cm 的静脉获得达到良好的闭合效果。在远离隐股交界处的地方,每 7 cm 治疗节段所使用的能量大小降为(68.2±17.5)J/cm。这种对于 SFJ 区域较为激进的"双周期治疗法"在 Almeida 和 Raines 的回顾性研究中得到了支持。

Proebstle 在 2008 年年初报告了使用 CLF 进行 RF 消融术的结果,经节段性 RF 消融术后的患者,2 年内的静脉闭合率达 99.6%,且 70%的患者在术后不会出现痛觉丧失。

5.1.3 生活质量的改善

有关患者生活质量的研究很少但是据 EVOLVeS 研究显示(使用 CIVIQ-2 调查问卷),RFA 术患者的生活质量得到了显著改善,而且这种改善是在与经传统静脉手术治疗后的患者比较所得出的结论。

5.2 病因学和疾病的自然史

5.2.1 治疗成功

多普勒超声检查显著提高了我们对于静脉疾病的认识,而且同时提供了静脉的解剖和病理生理学信息。RF 术后静脉的形态学和血流动力学结果在 Pichot 等人的超声研究中有详细描述。利用超声图像可以发现静脉治疗后留下的病理后遗症,闭塞的静脉首先表现为较周围组织回声低的低回声区,随后回声逐渐增强为高回声区,最终与周围组织回声相等成为等回声区,此时提示该静脉已经治愈。约 60%的静脉在发病后 1 周表现为低回声区,另外 40%则表现为高回声区,6 个月后这些静脉则变为高回声区或等回声区,最终在 2 年后约 90%的患肢在超声上表现为隐静脉缺失(由 Weiss 等人发现),而这也是疾病经治疗后进展的终点。

5.2.2 治疗失败

不彻底的消融术,无论是节段性还是全程静脉消融,都会导致静脉在解剖学上治疗失败。治疗后仍有显著的静脉存在说明治疗不彻底或治疗的静脉后来又出现了再通。除去解剖上的治疗失败,临床上这类病人的症状还是有所改善的。

经 RF 消融术后 SFJ 会出现 4 种形态:J-1,完全性 SFJ 闭塞,不存在 SFJ 血流;J-2,显著的 SFJ 属支汇入股静脉伴有(J-2b)或不伴有(J-2a)短的开放性隐静脉残留;J-3,大隐静脉部分闭塞,末端功能保留,接受来自其属支和隐静脉的正常血流。RF 消融术后 2 年,SFJ 通常是完全闭塞,或者残留 5 cm 甚至更短的开放性末端,接受来自静脉属支的顺行血流汇入 SFJ,约 90% 的患者可以达到以上临床治愈标准。

Merchant 等人研究了术后较短的开放性 SFJ 残留的现象,他们对 319 例患者在术后 1 周、6 周、1 年和 2 年时进行了随访,其中随访 2 年的有 121 例。对比发现 SFJ 完全闭塞患者和短开放性 SFJ 残留患者在任何一个随访时间点上,他们的症状改善程度与曲张静脉的消失情况并没有显著的区别。

当主干的远端闭塞,尽管存在短的开放性静脉残留,SFJ 的功能仍然能得到保留。残留的开放性静脉可以起到导管的作用以保存其他属支的正常生理血流,如腹部和会阴部位的血液。这种保存正常生理血流的特点,由于可以减少血流动力学紊乱的发生,因此成为静脉介入手术相对于传统静脉剥脱术的优势。静脉剥脱术导致的腹股沟处正常属支受损,被认为是导致刺激性血管再生的因素之一。

Merchant 和 Pichot 等人将 RF 消融术后的静脉结构异常分成了三种类型。Ⅰ型(未闭塞)指由于一些技术失误导致静脉在术后没能闭塞,例如回抽过快导致在治疗时传输的热量不足,另外还有少部分患者的静脉对热消融术无反应,可能是由于这些患者的胶原分子结构不同所致。Ⅱ型(静脉再通)患者中有 23% 伴有属支或穿通静脉功能不全,这类患者占了 3 种类型总数的 70%。另外在Ⅰ、Ⅱ型患者中,尽管 GSV 主干已完全闭塞,还是有 33 例患者腹股沟处出现了反流(占总数 18%)。反流常会发展波及副隐静脉并最终导致"喂养型"静脉曲张,这种类型(Ⅲ型)基本上反映了静脉持续高压患者的疾病进展过程,但其原因也有可能是在治疗 GSV 时有未发现的副隐静脉功能不全存在。

有关属支或穿通静脉功能不全与静脉介入消融术的预后之间的关系尚不明确,前置位的属支或穿通静脉功能不全可能可以改善 RF 消融术的远期预后。手术前进行一个全面的超声检查以及用于明确存在反流的属支和大腿穿通静脉的详细超声检查可以帮助制订一个详尽的治疗计划以清除所有反流来源。

风险评估提示在用第一代设备进行治疗时回抽速度是Ⅰ型和Ⅱ型失败的危险因素之一。一定剂量的热能对于有效闭合静脉是十分必要的,因此热量不足则可能导致静脉只能在治疗节段因血栓形成而短期闭塞,然而血栓性闭塞是十分容易再通的(Ⅱ型),在伴有属支或穿通静脉功能不全时尤易发生。需要指出的是解剖学上的治疗失败并不一定会导致临床上疾病的复发,许多病人的临床症状都有所好转,其中 70%~80% 的病人尽管存在解剖学上的治疗失败,但是他们在 5 年内都没有阳性体征出现,这说明解剖结构的治疗失败并不足以导致静脉高压相关的症状出现。

　　另一方面,Ⅱ型和Ⅲ型治疗失败是静脉曲张复发的高危因素。相较于解剖结构治疗成功的患者来说,Ⅱ型治疗失败的患者静脉曲张复发的概率是其3.8倍,Ⅲ型患者为其4倍,在这个研究中Ⅰ型治疗失败并没有明显提高复发概率。一种可能的解释是缺乏随访,大部分患者随访都不足3年,且有些患者可能采取了其他治疗措施而中断了随访,考虑到这些因素存在,我们对于早期治疗失败对静脉曲张复发的影响的认识可能并不准确。监视性监测提示,早期认识到解剖结构上的治疗失败,并及时地再次行RF消融术修复静脉结构可能减少甚至阻止静脉曲张的复发。然而,我们还要认识到疾病的自然进展过程在Ⅲ型失败甚至Ⅱ型失败中也起到了重要作用,它可能增加患者在4～5年内静脉曲张复发的概率(见图5-1)。

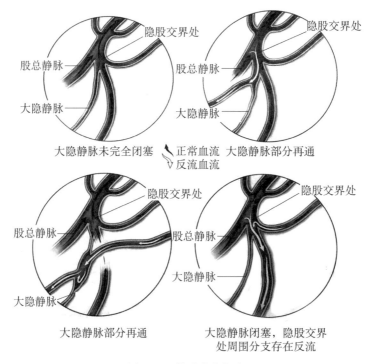

图5-1　静脉曲张复发

5.3　讨论

5.3.1　设备技术

　　VNUS Closure系统包括一个电脑控制的RF发生器和一根一次性导管。导管中央的内腔,可以用来注入液体或者套入导丝以引导导管的放置。有关这方面的详细介绍见第4章。

　　利用多普勒超声技术可以确定静脉穿刺点,随后通过经皮穿刺法或以小切口刺入静脉。以上过程在局部麻醉下进行,通过静脉周围浸润水肿麻醉技术可以达到局部麻醉的效果,镇静剂可用可不用。导管鞘用以辅助导管进入靶静脉。较老的穿刺套装包括 18G 穿刺针,可以允许 0.035 in 导丝通过,随后换用 6 - Fr 或 8 - Fr 导管,6 - Fr 导管与 6 - Fr 导管鞘配套,8 - Fr 导管则与 8 - Fr 导管鞘配套。

现在的套装则改为 21G 穿刺针,可以允许 0.018 in 的导丝通过,也可以容纳更细的 7 - Fr 导管鞘,随后 CLF 导管便可置入 7 - Fr 导管鞘。

导管在超声引导下置入并定位于 SFJ,通常情况下导管置入不需要借助导丝的辅助,但是当在治疗扭曲的静脉时,则需要一根 0.25 in 的导丝做引导。电极在 SFJ 处展开,并定位于腹壁浅静脉开口处,如果找不到腹壁浅静脉,则定位于距离股总静脉起源处 1 cm 的地方。

5.3.2 浸润水肿麻醉

在治疗前,必须用 0.1% 利多卡因稀释液围绕要进行治疗的静脉全程进行麻醉,这项操作的解剖学基础是隐静脉腔的存在,隐静脉腔上与浅筋膜相连,下与肌筋膜相连,麻醉液就是在超声引导下注入隐静脉腔内(筋膜内、静脉周围)直到其开始肿胀为止,正因如此,许多临床学家习惯称这种麻醉技术为浸润水肿麻醉。进行此种麻醉的方法设备不止一种,有价格相对低廉的 25G 针头注射器,也有专用的输入泵以更快地完成麻醉。筋膜内静脉周围浸润水肿麻醉有 3 个作用:①从外部挤压静脉,导致静脉收缩从而使静脉壁更好地与 RF 导管接触;②起到吸热作用,避免热量不小心损伤其他组织;③可以使患肢痛觉丧失,从而使得患者在手术中承受更少的疼痛。

导管头部定位完毕后便可以展开电极。通过将患者摆放至 Trendelenburg 体位并且从外部挤压静脉,可以更好地排出静脉内的血液。当射频能量传输至电极后,缓慢回抽导管以维持治疗温度在 85℃,系统自带的反馈机制可以很好地控制能量传输并且实时监测整个操作过程。使用 CLF 系统时,加热元件上没有电极,治疗温度为 120℃(具体操作细节见第 4 章)。

治疗后的预期结果是静脉壁立即增厚、静脉闭合。静脉属支功能不全、穿通静脉功能不全、静脉曲张等疾病有时需要附加 RF 消融术、静脉切除术或硬化疗法,选用何种方法取决于静脉的大小、深浅以及医生的个人喜好。手术后应鼓励患者尽早活动,术后 72 小时内应该进行多普勒超声扫描以确认静脉完全闭合、排除深静脉血栓(deep venous thrombosis,DVT)的存在。

5.3.3 潜在的危险

和所有的静脉介入技术一样,RF 消融术在套管和导丝放置、插入导管时都可能遇到困难,这些问题随着医生经验的增加和对设备技术的熟悉可以很好地得到解决。术后并发症有很多,如 DVT,皮肤灼伤,表浅静脉血栓性静脉炎,神经痛,擦伤等,但这些情况出现的概率都很低。有一项研究报告显示,RFA 术后 30 天内出现 DVT 的患者为 12 例,占总数(73例)的 16%,但是大部分研究的这个数值都在 1% 左右。

CIR 统计了 1 006 例登记在案的患者,出现以下并发症的比率为:DVT(0.9%),静脉炎(2.9%),皮肤灼伤(1.2%),其中皮肤灼伤中绝大多数还是在没有接受静脉周围浸润水肿麻醉的情况下才造成的。

较轻的并发症如皮肤灼伤和皮肤感觉异常等偶尔会在 RF 消融术后早期出现,就目前的统计数据看来,自静脉周围浸润水肿麻醉应用以后,此类并发症问题得到了很好的解决。浸润水肿麻醉技术在皮肤病学以及整形手术如抽脂术中已应用多年,自从此技术应用于静脉后,由于环绕在静脉周围的稀释麻醉液起到吸热装置的作用,相邻的神经纤维和皮肤等组织可以很快得到冷却,这样治疗时产生的热量便不会再损伤这些组织。另外,肿胀麻醉液可以起到机械障碍的作用,有效地将非靶组织"推离"静脉和其他组织。

DVT 是许多外科手术后存在的并发症。在静脉介入消融术中,血栓可以来自经治疗的表浅静脉并进入深静脉系统,因此在定位导管头部时要十分仔细,以确保治疗从距离 SFJ 较近的地方开始,并且保留来自腹壁浅静脉的正常生理血流。

大的深静脉血栓在热消融术后较少见,但是术后超声检查时医生可能会发现较小的血栓,尽管这些血栓在超声图像上看起来十分危险,它们一般都是 1 cm 大小左右,但这类血栓多为良性的、自限性的,它们很少引起阳性症状,也很少会传播至其他部位(见图 5 - 2)。

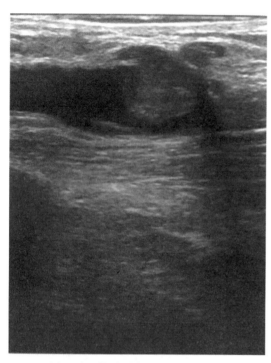

图 5 - 2 热消融术后形成的小血栓

5.3.4 小隐静脉和其他静脉

除了大隐静脉(GSV),RF 消融术还应用于小隐静脉(SSV)和前副大隐静脉(AASV)功能不全的治疗,其中 SSV 治疗占总数 4.3%,AASV 治疗占总数 1.3%,尽管没有足够的样本及随访来证明治疗后的远期效果,但是我们认为其效果与大隐静脉的治疗效果不会有太大差别。在 SSV 治疗中,并没有严重的危险事件发生,如运动神经损伤。术后皮肤感觉异常的发生率为 8.9%(1 周后)和 9.5%(6 月后),与大隐静脉治疗后的发生率相近。在治疗小隐静脉时进行肿胀麻醉、导管放置时都要十分小心,还要特别注意患者在手术过程中的应激反应,以免损伤腓肠神经和周围的其他神经,当以上步骤都成功完成后,术后出现皮肤感觉异常的概率可以降至 0.3%(30 人中仅有 1 人出现)。正如前文反复强调的,肿胀麻醉技术的应用可以显著减少各类并发症的发生。

Merchant 等人还研究了 RF 消融术治疗大静脉的效果,登记在案的患者中有 39 例静脉直径大于 12 mm(最大 24 mm),其术后闭合率为 97.4%(术后 1 周内)和 96.2%(术后 6 个月至 1 年)。

5.3.5 几种治疗方法的效果比较

应用第一代 RF 消融设备治疗后静脉的再通率要明显高于 EVL 术，但是应用第二代 ClosureFAST 系统后静脉闭合率达到了可与 EVL 术匹敌的 98%。许多文献数据都是基于第一代设备得出的，它们得出的静脉闭合率从 67%～100% 不等（见表 5-1）。最近的一项 meta 分析显示，使用早期 RF 消融术治疗的静脉闭合率为 89%（术后 3 个月），术后 5 年降至 80%，这些数据较传统静脉手术治疗和硬化疗法要高，但是低于 EVL 消融术。至今为止，对于 RF 消融术治疗效果的最大型研究当属 2005 年的一次，该研究统计了 1 006 位患者（1 222 例患肢）经 RF 消融术治疗后 5 年内的临床疗效和解剖疗效，数据由国际前瞻性研究登记处统计，5 年内静脉闭合率达 87.2%，患者疼痛、乏力、水肿等症状在 5 年内也有明显改善，有趣的是，尽管有些患者存在静脉主干反流的复发，他们的临床症状还是得到了改善。5 年内静脉曲张复发率为 27%，而解剖学上的治疗失败是增加静脉曲张复发率的独立危险因素。在随机对照研究中，静脉曲张 4 年内的复发率为 22%（217 例中 48 例复发）。

表 5-1　关于 RF 消融术已发表的前瞻性临床研究

作者	年份	研究类型	样本量/例	随访时间/月	闭合率/%	DVT	皮肤灼伤
Luebke and Brunkwall	2008	Meta 分析	315	36	81	N/A	N/A
van den Bos et al.	2008	Meta 分析	N/A	60	80	N/A	N/A
Rautio et al.	2002	RCT	15	36	67	0	0
Perala et al.	2005	RCT	15	36	67	0	0
Lurie et al.	2003	RCT	65	24	86	0	N/A
Lurie et al.	2005	RCT	65	24	86	0	N/A
Hingorani et al.	2006	RCT	16	1	81	0	N/A
Chandler et al.	2000	前瞻性研究	120	12	90	0	N/A
Manfrini et al.	2000	前瞻性研究	151	6	96	0	N/A
Goldman and Amiry	2002	前瞻性研究	50	24	68	0	N/A
Merchant et al.	2002	前瞻性研究	1 222	60	87	11	15
Merchant and Pichot	2005	前瞻性研究	1 222	60	87	11	15
Sybrandy and Wittens	2002	前瞻性研究	26	12	88	N/A	1
Weiss and Weiss	2002	前瞻性研究	140	24	90	0	0
Fassiadis et al.	2003	前瞻性研究	59	12	98	N/A	N/A
Hingorani et al.	2004	前瞻性研究	73	1	96	12	N/A
Pichot et al.	2004	前瞻性研究	63	25	90	N/A	N/A

（续表）

作者	年份	研究类型	样本量/例	随访时间/月	闭合率/%	DVT	皮肤灼伤
Ogawa et al.	2005	前瞻性研究	25	1	100	0	N/A
Nicolini	2005	前瞻性研究	330	36	75	0	N/A
Kianifard et al.	2006	前瞻性研究	51	12	100	N/A	N/A
Dunn et al.	2006	前瞻性研究	85	6	90	0	0
Zan et al.	2007	前瞻性研究	24	24	96	N/A	N/A
Proebstle et al.	2008	前瞻性研究	252	6	99.6	0	0

RCT：随机对照试验；N/A：不适用。

RECOVERY 试验直接对比了 RF 消融术和 EVL 消融术的术后恢复终末效果，结果显示应用 CLF 系统的患者其疼痛和瘀血的发生率都减少了很多。

共有 4 组随机控制试验比较了 RF 消融术与传统静脉剥脱术的治疗效果。第一组，Rautio 等人选取了 28 位患者随机分为 RF 消融术组合静脉剥脱术组，结果显示 RF 组患者术后疼痛、痛觉丧失的情况要比静脉剥脱组少很多。第二组，又称 EVOLVeS 研究，是一个多中心、前瞻性、随机对照研究，该研究对比了 RF 消融术和静脉剥脱术后患者的生活质量，结果从各个方面显示 RF 消融术组者术后恢复效果要优于静脉剥脱术组：恢复更快，术后疼痛更少，较少发生危险事件，更高的生活质量评分。EVOLVeS 研究中对患者还进行了 2 年的随访，结果显示两种治疗方法在 2 年后的效果相近，分别有 91%（RF 消融术）和 92%（静脉剥脱术）的患者患肢没有出现反流。另外，比较 2 年内的生活质量评分和疼痛评分，RF 消融术要明显优于静脉剥脱术（$p < 0.5$），说明其治疗的效果持久。第三组试验采用单中心试验比较了 RF 消融术、内陷式剥脱术、低温剥脱术，每组选取 20 位患者，结果显示 RF 消融术后患者的生活质量评分更高，术后疼痛更少，术后能更早回归到正常的活动与工作中。第四组试验则将 RF 消融术与静脉剥脱术后出现 GSV 反流复发的患者比较，RF 消融术在擦伤程度和手术时间上明显占优。

静脉临床危险性评分（VCSS）在之前介绍静脉内 RF 消融术时已有所提及，在 EVOLVeS 对比 RF 消融术和静脉剥脱术的试验中，平均 VCCS 由治疗前的 4.8 分降低至了治疗后 3 周的 2.5 分。

5.3.6 Meta 分析

此项关于随机控制试验的 meta 分析总结了目前所有的循证依据来比较静脉曲张的开放性手术治疗和静脉介入手术治疗。该研究系统性地回顾了应用各种治疗方式治疗 GSV 反流患者术后随访的超声扫描结果，包括开放性手术、激光手术［静脉内激光治疗（EVLT）］、射频消融术（VNUS Closure 设备，VNUS 医疗技术有限公司）。统计结果包括术后静脉闭合率、并发症发生率以及恢复正常工作所需时间：3 个月内疾病复发率在开放性手术、EVLT 术［风险比（RR）2.19；95% 可信区间（CI）0.99～4.85，$p = 0.05$］和 VNUS（RR 7.57；95% CI 0.42～136.02）之间没有明显差异，回归正常工作时间则是 VNUS（8.42 天，95% CI

10.50～5.97)和 EVLT(5.02 天,95％*CI* 6.52～3.52)明显快于开放性手术。因此得出结论:利用血管介入技术治疗静脉曲张,其安全性和有效性都要高于传统开放性手术治疗,病人恢复速度也有明显提高。

参考文献

[1] Pichot O, Sessa C, Chandler J G, et al. Role of duplex imaging in endovenous obliteration for primary venous insufficiency[J]. J Endovasc Ther, 2000,7:451－459.

[2] Weiss R A, Weiss M A. Controlled radiofrequency endovenous occlusion using a unique radio-frequency catheter under duplex guidance to eliminate saphenous varicose vein reflux:a 2-year follow-up[J]. Dermatol Surg, 2002,28:38－42.

[3] Merchant R F, DePalma R G, Kabnick L S. Endovascular obliteration of saphenous reflux:a multicenter study [J]. J Vasc Surg, 2002,35:1190－1196.

[4] Pichot O, Kabnick L S, Creton D, et al. Duplex ultrasound scan findings two years after great saphenous vein radiofrequency endovenous obliteration [J]. J Vasc Surg, 2004, 39:189－195.

[5] Merchant R F, Pichot O, for the Closure Study Group. Long-term outcomes of endovenous radiofrequency oblitemtion of saphenous reflux as a treatment for superficial venous insuf-ficiency [J]. J Vasc Surg, 2005,42:502－509.

[6] Goldman M P, Weiss R A, Bergan J J. Varicose veins and telangiectasias [J]. Circulation, 1999,12: 219－223.

[7] Chandler J G, Pichot O, Sessa C, et al. Defining the role of extended saphenofemoral junction ligation:a prospective comparative study [J]. J Vasc Surg, 2000,32:941－953.

[8] Hingorani A P, Ascher E, Markevich N, et al. Deep venous thrombosis after radiofrequency ablation of greater saphenous vein:a word of caution [J]. J Vasc Surg, 2004,40:500－504.

[9] Merchant R F, Pichot O, Mayers K A. Four-year follow-up on endovascular radiofrequency obliteration of great saphenous reflux [J]. Dermatol Surg, 2005,31:129－134.

[10] Luebke T, Brunkwall J. Systematic review and meta-analysis of endovenous radiofrequency obliteration, endovenous laser therapy, and foam sclerotherapy for primary varicosis [J]. J Cardiovasc Surg (Torino), 2008,49:213－233.

[11] van den Bos R, Arends L, Kockaert M, et al. Endovenous therapies of lower extremity vari cosities: a meta-analysis [J]. J Vasc Surg, 2009,49:230－239.

[12] Rautio T, Ohinmaa A, Perala J, et al. Endovenous obliteration versus conventional stripping operation in the treatment of primary varicose veins:a randomized controlled trial with comparison of the costs [J]. J Vasc Surg, 2002,35:958－965.

[13] Perala J, Rautio T, Biancari F, et al. Radiofrequency endovenous obliteration versus stripping of the long saphenous vein in the management of primary varicose veins : 3-year outcome of a randomized study [J]. Ann Vasc Surg, 2005,19:669－672.

[14] Hinchcliffe R J, Ubhi J, Beech A, et al. A prospective randomised controlled trial of VNUS closure versus surgery for the treatment of recurrent long saphenous varicose veins [J]. Eur J Vasc Endovasc Surg, 2006,31:212－218.

[15] Goldman M P, Amiry S. Closure of the greater saphenous vein with endoluminal radiofrequency thermal heating of the vein wall in combination with ambulatory phlebectomy:50 patiens with more than 6-month follow-up [J]. Dermatol Surg, 2002,28:29－31.

[16] Sybrandy J E M, Wittens C H A. Initial experiences in endovenous treatment of saphenous vein reflux

[J]. J Vasc Surg，2002，36：1207 - 1212.

[17] Fassiadis N，Holdstock J，Whiteley M S. Endoluminal radiofrequency ablation of the long saphenous vein（VNUS Closure）：a minimally invasive management of varicose veins [J]. Minim Invasive Ther Allied Technol，2003，12：91 - 94.

[18] Ogawa T，Hoshino S，Midorikawa H. et al. Clinical results of radiofrequency endovenous obliteration for varicose veins [J]. Surg Today，2005，35：47 - 51.

[19] Nicolini P. Treatment of primary varicose veins by endovenous obliteration with the VNUS closure system：results of a prospective multicentre study [J]. Eur J Vasc Endovasc Surg，2005，29：433 - 439.

[20] Kianifard B，Holdstock J M，Whiteley M S. Radiofrequency ablation（VNUS Closure）does not cause neovascularisation at the groin at one year：results of a case controlled study [J]. Surgeon，2006，4：71 - 74.

[21] Dunn C W，Kabnick L S，Merchant R F. et al. Endovascular radiofrequency oblireration using 90 degrees C for treatment of great saphenous vein [J]. Ann Vasc Surg，2006，20：625 - 629.

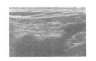

第 6 章

激光热消融术

6.1　历史背景

　　烫擦伤、暂时性疼痛、大腿皮下硬结等是静脉内激光治疗（EVL 术）后常见的不良事件，这些大部分都是由于治疗时激光使用不当导致静脉壁穿孔，血液渗入周围组织所致。当功能不全的静脉转为纤维条索，且在术后复查的超声图像上不再显示血流影像，则可以确证该静脉已永久性闭合。在早期应用 EVL 术治疗时，有关其治疗机制以及治疗效果的持久性知之甚少，而现今的研究表明：激光对静脉内壁造成的热损伤会导致该静脉今后血栓性闭塞的形成。

　　EVL 可以分为血红蛋白敏感激光波长（HSLW）和水分子敏感激光波长（WSLW）（见图 6-1）。其中波长为 808 nm、810 nm、940 nm、980 nm、1 064 nm、1 319 nm、1 320 nm的激光都已经成功应用于 GSV 消融术以及其他表浅交通静脉和穿通静脉的治疗。在低波长范围内，血红蛋白和静脉平滑肌细胞内的肌红蛋白（在一定程度上）显色明显，而在1 320 nm 的高波长范围，水分子成为最显著的能量吸收分子（显色明显）。

　　研究表明提高治疗时传输的能量对于有效安全地闭合静脉很有必要，但是能量传输的提高同时又会增加术后出现疼痛和擦伤的频率。研究显示 EVL 术后有 70% 的患肢出现不同程度的疼痛，其中 50% 需要止痛剂来缓解疼痛，Kabnick 对 EVL 术后疼痛评分进行了研究，结果表明平均得分为 2.6 分，分数分布在 0～5 分之间。因此如何减少 EVL 隐静脉消融术后出现的疼痛和擦伤成为人们关注

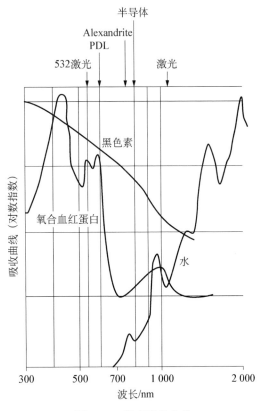

图 6-1　激光吸收曲线

PDL—脉冲染料激光；Alexandrite—亚历山大激光。

的焦点。目前最新可用的 WSLW 波长为 1 470 nm,由于在此波长下治疗时所需要传输的能量减少,术后出现疼痛和擦伤的概率也更少,因此开始得到了广泛应用。

WSLW 主要作用于静脉壁中的间隙水,因此可以减少穿孔的发生。两种波长的 (1 319 nm 和 1 320 nm)WSLW 激光在临床上得到了广泛应用,在与 HSLW 激光应用相同 LEED 的情况下,这两种波长的 WSLW 激光带来的副作用更少。有两组关于不同波长激光在应用相同激光能量下的治疗情况对比研究:一组回顾性分析比较了 940 nm 和 1 320 nm 两种波长,另一组则随机前瞻性研究对比了 810 nm 和 980 nm 两种波长,这两组研究结果均表明在使用相近的能量剂量条件下,其安全性和有效性也是相同的。然而,在相同 LEED 下使用 940 nm(HSLW)和 1 320 nm(WLSW)波长激光治疗的结果则显示应用 1 320 nm 激光治疗所产生的术后疼痛和擦伤现象更少。另外,在使用同样波长(1 320 nm)激光治疗的情况下,使用功率低(5 W)时产生副作用的概率要小于高功率(8 W)时的情况。因此有报道称在治疗 GSV 反流时,使用 1 470 nm 波长激光,以 5 W 功率,30 J/cm 的 LEED 治疗时产生疼痛和擦伤的概率很低。

6.2 病因和疾病的自然史

有关 EVL 术治疗的机制还存在很大争论,且目前的大部分研究都是应用 HSLW 完成的。应用 HSLW 进行体外研究的最早发现为内皮和内膜的广泛热损伤来自于治疗时所产生的蒸气泡沫,前者将导致静脉全程形成血栓性闭塞。Bush 等人在一项组织学研究中发现,HSLW 导致损伤的是继发于蒸气泡沫的形成,而蒸气泡沫又是由血液蒸发形成的,蒸气将导致组织受到热损伤。急性损伤时,由于大量炎症细胞渗入内膜下,可以导致内皮的完全损害以及早期血栓形成,最终,在术后 4 个月时,成纤维细胞形成和胶原沉积是主要的解剖学改变。

与蒸气气泡理论相反,Fan 和 Rox-Anderson 等人研究了现存的组织学报告,对象为使用浸润水肿麻醉技术获得良好闭合效果的病例,发现 HSLW 会导致透壁性静脉损伤,一般与穿孔和组织炭化有关。这种模式的损伤呈反常分布,即在与激光接触过的地方产生的损伤最大。作者总结出 EVL 术中在正常能量剂量下产生蒸气的概率仅有 2%(举例说明,EVL 是通过激光与静脉接触时产生的高温光热效应以永久性闭合静脉的)。有关应用 WSLW 进行消融的机制研则因缺乏可观的组织学样本数据而无法深入。

虽然还不了解到底需要对静脉壁的各层结构造成多大程度的损伤才能达到治疗效果,但是我们发现尽可能减少损伤的情况下将静脉的内膜和中膜完全凝结可以达到较持久的闭合效果。技术上,使用 940 nm 的激光束时穿透静脉壁的深度宜控制在 0.3 mm 之内。对体内模型进行光学相关断层摄影以及组织切片制作,其结果经质控分析后得出结论:RFA 术后在静脉壁仅形成对称性、完全性、环状的内膜和中膜缺失,并不会形成透壁性的组织缺损;然而在使用 HSLW 激光时,当 LEED 达 35 J/cm 时,则有可能出现明显的半环状组织缺失和血管壁的完全性穿通损伤,质控分析显示经 RF 消融术和 EVL 术后静脉内膜、中膜的厚度显著升高($p < 0.000\ 1$),RF 术后血管内膜直径显著($p < 0.000\ 1$)下降(36%～42%)。激

光能量与其对组织产生的各类效果如消融、穿孔、中膜厚度及静脉内径改变等,两者之间并不存在线性关系。

Weiss 对山羊体内模型进行 810 nm 波长半导体激光闭合术,对术中组织温度及组织所产生的变化进行了大量研究。通过将温度传感器连接在激光光纤上,他们测得光纤头部的平均温度为 729℃(最高达 1 334℃),温度显著升高的区域主要集中在光纤头部周围,在距离光纤头部近侧及远侧 2 mm 处,其平均温度则分别降至 231℃ 和 307℃,距光纤头部远侧 4 mm 处的温度则进一步降至 93℃。最近,Disselhoff 等人用血管内温度测量仪器对体外模型进行了研究,发现尽管温度升高显著的部位位于光纤头部,但是其高热区域仅仅局限于静脉内腔。Zimmet 和 Min 用 810 nm 半导体激光对猪进行了静脉闭合术,测得耳缘静脉外壁的温度为 40～49℃,而出现阻塞的肢端静脉,研究人员发现在肿胀麻醉的情况下,这些静脉的外壁温度不会超过 40℃。

以上的研究发现由 Beale 等人在人体实验得到证实。Beale 将热电偶经皮穿刺分别置于距小隐静脉 3 mm、5 mm、10 mm 处,进行肿胀麻醉后,记录下用 810 nm 半导体激光在 12 W 功率下以 1 次/s 的脉冲频率进行消融时所产生的温度,发现以上三处周围组织的平均温度为 43℃(3 mm 处),42℃(5 mm 处),36℃(10 mm 处)。

6.3 讨论

6.3.1 剂量

2004 年,在两个相关参数 LEED 和 EFE 为人们熟知后,有关激光能量与静脉闭合持久度之间的剂量反应关系报道便开始逐渐增多。LEED 即线性静脉腔内激光密度,其单位为 J/cm;EFE 即静脉腔内激光等效积分通量,单位为 J/cm^2。

据一个回顾性研究报道,在采用 980 nm 激光进行治疗时,若使用的激光能量(LEED)低于 80 J/cm 时,静脉再通率高达 20%,若 LEED 高于 80 J/cm,则再通率得到显著下降。然而,该作者在进行另一项前瞻性随访研究时却发现,在 LEED>80 J/cm 的条件下进行激光治疗时,仍有 9% 的病人在术后 6 个月的随访期内出现了静脉再通的情况。多元回归分析表明 EFE 最适合用于判断术后静脉再通情况,当 EFE 超过 20 J/cm^2 时,大隐静脉术后闭合时间可长达 1 年。另一项报告研究了 129 例大隐静脉手术,发现 EFE 在 52 J/cm^2 时有利于静脉的术后长久闭合,这位作者还特别强调了在 EFE 过高的情况下病人很有可能出现静脉再通。

我们发现若给予大隐静脉各节段的能量与该节段的直径相适应,那么静脉闭合率将会很高,并且有望做到在超声学图像上不再能看到该段静脉。隐股交界处适宜应用的能量约在 50 J/cm^2(5 mm 直径的静脉)到 120 J/cm^2(10 mm 直径的静脉)之间。这时在提升所应用的能量时并不会出现更多的并发症。

约翰霍普金斯大学对 34 例 GSV 进行了所谓"低能量"EVL 治疗的连续性研究,该研究采用 980 nm 半导体激光在 11 W 的功率下,以 35 J/cm 的 LEED 对连续静脉模型(该大隐静脉的平均直径为 12 mm)进行了 EVL 术,术后 1 随访期静脉的再通率为 0(成功率 100%)。

有趣的是,同年该作者的另一篇研究报告对 60 例 GSV 进行了手术,此次手术成功率却降至 95%,随访的平均时间为 6.8 个月,平均 LEED 为 33 J/cm,治疗成功的大隐静脉中,平均最大直径为 11 mm;而治疗失败的大隐静脉其平均最大直径为 21 mm($p=0.008$)。由此该作者得出结论,所应用的单位能量在治疗成功、治疗失败并和重复治疗的病例中没有显著区别($p>0.05$),真正起作用的是静脉的直径,直径越大的 GSV 其手术失败(术后复发)的情况发生得便越早。

最近的一项临床试验表明能量密度并不是影响再通率的最重要的决定性因素。在该试验所研究的 471 例静脉节段中,共有 11 例治疗失败,其中 4 例来自 LEED 小于 60 J/cm 的组(4%),2 例来自 60~80 J/cm 组(3%),4 例来自 80~100 J/cm 组(3%),1 例来自 LEED 大于 100 J/cm 的组(1%)。通过以上数据可以发现对于不同的能量密度范围,其治疗的失败率在统计学上并没有显著差异,作者认为 EVL 术确实存在较小的失败率,但是这个失败率与能量密度的大小无关。

6.3.2　并发症

EVL 术后的严重不良事件主要有皮肤烧灼伤、感觉神经损伤和深静脉血栓形成(DVT)。早期的研究报告中皮肤烧灼伤的发生率高达 4%,而现在随着浸润水肿麻醉技术的应用,皮肤烧灼伤的发生率已经几乎降为零。RFA 术后皮肤烧灼伤的发生率由原来的 1.7% 降至应用浸润水肿麻醉技术后的 0.5%。术中最易受损的神经包括隐神经——在小腿中部穿通静脉以下与大隐静脉位置十分靠近;腓肠神经——在小腿中下部与小隐静脉位置十分靠近。神经受损后最常见的临床表现是暂时性皮肤感觉异常。神经受损可能于静脉穿刺时,注入肿胀麻醉液时或激光治疗时产生的热量传导至静脉周围组织时产生。

若在不进行浸润水肿麻醉的情况下,对患者用超常规的高能量激光进行治疗,其神经损伤和皮肤烧灼伤的发生率很高。在进行 RF 消融术时,向静脉周围注入液体被证明可以降低皮肤和神经发生热损伤的概率,其 1 周皮肤感觉异常的发生率由原来的 15% 降至应用肿胀麻醉液体后的 9%。对于动物模型的研究已证明肿胀麻醉技术的应用可以降低 EVL 和 RFA 术中静脉外壁周围的温度。

幸而静脉热消融术后的血栓栓塞并发症并不常见。这可能是因为肿胀麻醉技术的应用使得手术得以更快速地进行,这样患者术后卧床时间缩短,可以很快进行恢复性运动,从而避免血栓的形成。热消融术后有时会在隐股交界处出现血栓形成,有关该方面的讨论详见第 5 章。

6.3.3　小隐静脉

无论应用激光还是射频能量对小隐静脉进行消融术都是优于小隐静脉结扎＋剥脱术,因为前者无须切开腘窝。腘窝由于其解剖结构的特殊性是许多血管手术的"禁区",然而还是有在腘窝区进行的手术,最常见的是对腘动脉进行治疗,在切开腘窝的过程中需要十分小心,否则可能伤及腘静脉和胫神经。有关 SSV 的静脉内激光治疗的研究报告要比 GSV 的少。

2003 年的一项试验研究了 41 例用 940 nm 半导体激光对 SSV 进行 EVL 术,其中 39 例(95%)成功。在随后的 6 个月中期随访中,没有发现静脉再通的病例。除去 1 例患有真性红细胞增多症的患者出现了腘静脉血栓,还有 4 位患者术后出现了暂时性腓肠神经麻痹。

Almeida 和 Raines 在 2006 年报道了 987 例静脉的 EVL 治疗效果,其中 115 例是小隐静脉。多数静脉再通出现在术后 12 个月之内,并且逐渐自小隐静脉发展至其附近的 May 穿通静脉。115 例 SSV 中有 5 例出现了部分再通(4%),其原因很可能是来自小腿中部穿通静脉的低温血(37℃)流入治疗部位所致。延伸至腘静脉的血栓及深静脉系统的其他血栓并发症均未出现。Ravi 等人在 2006 年的晚些时候报道了 981 例静脉的 EVL 治疗效果,其中 101 例小隐静脉中有 9 例治疗失败(9.0%)。

Gibson 等人报道了 210 例 SSV 的 EVL 治疗效果。他们的数据显示对 SSV 进行 EVL 联合其他辅助治疗的可行性、安全性及临床疗效等方面均较好。所有手术操作步骤均很成功,96% 的病例其 SSV 在术后平均 4 个月的随访期内仍保持闭合状态。神经损伤的发生率在可以接受的较低范围,并且没有较严重的临床症状出现。3 例患者(1.6%)在术后 6 周的随访期内出现了外踝部麻木。有 3 例患者(1.6%)主诉在术后 6 周的随访期内出现麻木症状,其中只有 1 例患者是仅做了 EVL 术后出现的麻木,其余 2 人在外踝部存在较大的曲张静脉分支,因此在 EVL 术的基础上还行了显微静脉切除术。以上患者中没有人觉得麻木症状影响了他们的生活质量。DVT(定义为血栓尾部突入腘静脉)在术后 1 周内的随访检查中有 12 例患者(5.7%)出现。DVT 的 5.7% 的发生率较其他报道要高,具体原因尚不明确。DVT 的发生率,A 型解剖患者中为 11.4%,B 型解剖患者中为 2.9%,而 C 型解剖患者中为 0(各型解剖详见第 4 章)。

为了寻找 DVT 发生率较高的原因,作者错误地将隐间静脉与 A 型和 B 型解剖中的腹壁下静脉类比。如今对 GSV 进行 EVL 消融术时因从腹壁浅静脉的远端开始,其作为一个经验性结论已经成为静脉介入协会的共识。从理论上看,这种做法可以保存隐股交界处的血流,从而有可能防止血栓延伸进入股总静脉。在隐腘交界处确实存在类似的结构,然而,这个相似之处存在于腓肠肌静脉丛内的血液注入的是最接近隐腘交界处的部位,而非作者所述的隐间静脉。对于 C 型解剖患者来说,其患 DVT 的风险确实较低,因为其小隐静脉与腘静脉之间没有交通。至于 B 型解剖患者是否由于有隐间静脉的血液流入 SPJ 从而使其保持开放,尚有待证实。

一项多中心前瞻性调查对 299 例患者进行 SSV 静脉消融术的研究,对其可行性、安全性及有效性进行了评估。术后多普勒超声图像显示 SSV 已闭合,并且近端静脉没有血栓形成。术中也没有并发症出现。所有患者术后都有瘀血瘀斑形成,但范围较小。2 个月的随访期内有 226 例患者(98.7%)SSV 处完全闭合,血流消失,在 SSV 直径较大的患者中有 22 例达到完全闭合。术后 12 个月内有 1 例患者出现血管再通显像,术后 24 个月内则有两例。术后 1 年,有 8 例患者在新的位置出现了血液反流,其中有 4 例接受了治疗。许多患者在接受手术后临床症状得到明显改善。术后平均随访期为 16 个月,在术后 8~12 个月的时间内,经激光治疗后的静脉已经纤维化,并且在超声图像上很难将之与周围组织区分开来。有 5 例病人(2.25%)术后出现了超过 2~3 天的皮肤感觉异常,并且这种症状在之后的随访期内持续存在。

鉴别真性小隐静脉功能不全是十分重要的。SSV 作为折返点,是接受来自 GSV 反流血液的重要部位。通常在小腿前内侧存在一些连接 GSV 和 SSV 的隐间静脉。在彩色多普勒超声显像的帮助下,我们可以很容易将真性小隐静脉功能不全与小隐静脉接受来自 GSV 的血液所产生的反流现象区分开来。在真性小隐静脉功能不全的病例中,反流和扩张存在于该段静脉全程;而在折返病例中,仅在小隐静脉近端存在反流血液,并且没有血管扩张。在折返点处,我们可以看见一条较大的属支流入小隐静脉,此部位以下的血流都是反向的。在折返病例中,一旦大隐静脉的血液反流经热消融术纠正后,小隐静脉处的血流动力学便会自行恢复正常。

在真性小隐静脉功能不全病例中,利用诊断性超声检查所得到的静脉图谱需包括小隐静脉头尾延伸段的存在或缺失。较为明显的属支和穿通静脉及其位置也需记录在规划图中。

6.4 目前各治疗方法有效性比较

6.4.1 非随机试验

有关静脉激光消融术的治疗效果的大型研究有许多,其中 90% 的报告结果表明 GSV 消融术可以显著改善患者临床症状并且有着较低的并发症发生率(见表 6-1)。

表 6-1 激光腔内治疗隐静脉反流的观察性研究结果

作者,年份	样本量/例	静脉/类型	闭合成功率/%	超声随访/月	主要并发症发生率/%
Navarro et al.,2001	40	GSV	100	4.2	0
Min et al.,2001	90	GSV	97	9	0
Proebstle,2003	104	GSV	90	12	0
Oh et al.,2003	15	GSV	100	3	0
Min et al.,2003	499	GSV	98	17	0
Proebstle et al.,2003	39	SSV	100	6	2
Perkowski et al.,2004	154	GSV	97	12	0
	37	SSV	97	12	0
Sadick and Waser,2004	31	GSV	97	24	0
Timperman et al.,2004	111	GSV	78	7	0
Proebstle et al.,2004	106	GSV	90	3	0
Goldman et al.,2004	24	GSV	100	9	0
Proebstle et al.,2005	282	GSV	95	3	0
Timperman,2005	100	GSV	91	9	1

（续表）

作者,年份	样本量/例	静脉/类型	闭合成功率/%	超声随访/月	主要并发症发生率/%
Puggioni et al.，2005	77	GSV/SSV	94	1	2
Kabnick，2006	60	GSV	92	12	0
Almeida and Raines，2006	578	GSV	98	24	0
	115	SSV	96	24	0
Yang et al.，2006	71	GSV	94	13	—
Kim and Paxton，2006	60	GSV	95	3	—
Kavaturu et al.，2006	66	GSV	97	12	0
Myers et al.，2006	404	GSV/SSV	80	36	0
Sadick and Wasser，2007	94	GSV	96	48	0
Theivacumar et al.，2007	68	SSV	100	6	4
Gibson et al.，2007	210	SSV	100	1.5	6
Ravi et al.，2006	990	GSV	97	36	0
	101	SSV	90	36	0
Desmytters et al.，2007	511	GSV	97	48	0

DUS,多普勒超声;GSV,大隐静脉;SSV,小隐静脉。

6.4.2 随机控制试验总结

这些随机试验对比传统手术治疗和 EVL 术的效果,发现两者在 GSV 反流消除情况,生活质量改善情况,患者满意度以及美容效果上并没有太大差别(见表 6-2)。有三项研究报告同时表明无论采用何种治疗手段,患者术后不适感并没有差异。

表 6-2 传统手术与激光腔内手术随机对照试验结果汇总

	de Medeiros and Luccas	Ying et al.	Rasmussen et al.	Kalteis et al.	Darwood et al.
样本量(手术组 vs. 激光组)	20 vs. 20	80	68 vs. 69	48 vs. 47	35 vs. 79(1∶2 随机化分组)
激光麻醉方式	区域阻滞麻醉		浸润水肿麻醉＋局麻	全麻或区域阻滞麻醉	浸润水肿麻醉＋局麻
开放性手术	SFJ 结扎,GSV 剥脱切除术		SFJ 结扎,GSV 剥脱切除术	SFJ 结扎,GSV 剥脱切除术	SFJ 结扎,GSV 剥脱切除术
激光叠加其他治疗	SFJ 结扎静脉切除术		伴行静脉切除术	SFJ 结扎静脉切除术	硬化剂治疗(6 个月后)

（续表）

	de Medeiros and Luccas	Ying et al.	Rasmussen et al.	Kalteis et al.	Darwood et al.
疗效判定指标	烫擦伤，反流和疼痛消失	疼痛，出血量，住院天数	烫擦伤，QOL，正常活动，反流和疼痛消失	烫擦伤，QOL，正常活动，反流和疼痛消失，患者满意度	QOL，正常活动，反流和疼痛消失，患者满意度
结果	EVLA：较少烫擦伤；患者更倾向 EVLA；EVLA：95% 切除率；疼痛程度：两者相当	EVLA 均下降	EVLA：较少烫擦伤；QOL：两者相当；NA：相当；切除率：96% vs. 94%；EVLA：较少疼痛	EVLA：较少烫擦伤；QOL：两者相当；切除率：均为 100%；疼痛程度：两者相当；美容效果：两者相当	QOL：两者相当；NA：手术较激光早；切除率：88% vs. 94%；疼痛程度：两者相当；患者满意度：相当
随访时间	60 天		6 月	16 周	3 月（根据 12 个月的数据）

EVLA，激光腔内治疗；GSV，大隐静脉；LA，局麻；NA，不适用；QOL，生活质量；SFJ，隐股交界处

　　尽管以上这些结果可能令人感到诧异，但是其反映了 EVL 术中存在热损伤所致 GSV 及邻近软组织炎症发生的问题（静脉炎）。尽管传统手术与 EVL 术后患者的疼痛分级类似，但是在恢复正常工作的时间上各研究报告不尽相同，有的认为 EVL 术后恢复较快，有的认为则认为恢复较慢。

　　通过以上试验我们可以发现在 EVL 的最佳治疗方案上大家还没有达到共识。从 Rasmussen 等人以及 Darwood 等人的研究结果来看，隐股交界处静脉结扎似乎是不必要的，这样 EVL 术可以不需全麻或局麻，直接在门诊病房进行。关于静脉曲张的辅助疗法的原则还没有研究报告能够详细解答。仅有 Darwood 等人利用硬化疗法治疗 EVL 术后残留的曲张静脉。即使假设主干静脉的消融术都是从反流处最低点位置开始的，也不清楚到底有多少患者需要额外的治疗手段，因此，许多手术者支持对患者进行术后硬化疗法，而有些术者则喜欢在 EVL 术的同时行静脉切除术。

6.4.3　Meta 分析

　　这个关于随机控制试验的 Meta 分析收集了现存的循证医学证据，对静脉曲张的开放性手术治疗和血管介入治疗进行了比较。系统性总结了各研究报告中以开放性手术，激光（静脉介入激光治疗即 EVLT），射频能量（VNUS 闭合装置，VNUS 医学技术有限公司，圣何塞，加利福尼亚）3 种方式治疗大隐静脉反流术后随访期的多普勒超声检查图像。初始统计数据包括静脉闭合率，并发症发生率以及术后恢复工作所需时间。Meta 分析结果表明开放性手术、EVLT 术（相对危险度 RR 2.19，95% 可信区间 CI 0.99~4.85，$p=0.05$）、VNUS 术（RR 7.57，95% CI 0.42~136.02）后 3 月内的复发率没有显著区别。VNUS（8.24 天，

95％ *CI* 10.50～5.97)术后患者恢复工作的时间要显著快于 EVL 术后患者(5.02 天,95％ *CI* 6.52～3.52)。综上所述,对曲张静脉进行血管介入治疗安全有效,并且在术后恢复上较传统开放性手术有着明显优势。

参考文献

[1] Merchant R F, dePalma R G, Kabnick L S. Endovascular obliteration of saphenous reflux: a multicenter study [J]. J Vasc Surg, 2002,35:1180 - 1186.

[2] Pichot O, Kabnick L S, Creton D, et al. Duplex ultrasound scan findings two years after great saphenous vein radiofrequency endovenous obliteration [J]. J Vasc Surg, 2004, 39:189 - 195.

[3] Merchant R F, Pichot O, for the Closure Study Group. Long-term outcomes of endovenous radiofrequency oblitemtion of saphenous reflux as a treatment for superficial venous insuf-ficiency [J]. J Vasc Surg, 2005,42:502 - 509.

[4] Dunn C W, Kabnick L S, Merchant R F. et al. Endovascular radiofrequency oblireration using 90 degrees C for treatment of great saphenous vein [J]. Ann Vasc Surg, 2006,20:625 - 629.

[5] Mundy L, Merlin T L, Fitridge R A, et al. Systematic review of endovenous laser treatment for varicose veins [J]. Br J Surg, 2005,92:1189 - 1194.

[6] Proebstle T M, Gul D, Lehr H A, et al. Infrequent early recanalization of greater saphenous vein after endovenous laser treatment [J]. J Vasc Surg, 2003,38:511 - 516.

[7] Min R J, Zimmet S E, Isaacs M N, et al. Endovenous laser treatment of the incompetent greater saphenous vein [J]. J Vasc Interv Radiol, 2001,12:1167 - 1171.

[8] Proebstle T M, Lehr H A, Kargl A, et al. Endovenous treatment of the grearer saphenous vein with a 940 nm diode laser: thrombotic occlusion after encloluminal thermal damage by laser generated steam bubbles [J]. J Vasc Surg, 2002,35:729 - 736.

[9] Proebstle T M, Sandhofer M, Kargl A, et al. Thermal damage of the inner vein wall during endovenous treatment: key role of energy absorption by intravascular blood [J]. Dermatol Surg, 2002, 28:596 - 600.

[10] Min R J, Khilnani N, Zimmet S. Endovenous laser treatment of saphenous vein reflux: long-term results [J]. J Vasc Interv Radiol, 2003,14:991 - 996.

[11] Goldman M P, Mauricio M, Rao J. Intmvascular 1320-nm laser closure of the great saphenous vein: a 6-to 12-month follow-up study [J]. Dermatol Surg, 2004,30:1380 - 1385.

[12] Goldman M P. Innavascular lasers in the treatment of varicose veins [J]. J Cosmetic Dermatol, 2004, 3:162 - 166.

[13] Oh C K, Jung D S, Jang H S, et al. Endovenous laser surgery of the incompetent greater saphenous vein with a 980-nm diode laser [J]. Dermatol Surg, 2003,29:1135 - 1140.

[14] de Medeiros C, Luccas G. Comparison of endovenous treatment with an 810 nm laser versus conventional stripping of the great saphenous vein in patients with primary varicose veins [J]. Dermatol Surg, 2005,31:1685 - 1694.

[15] Ying L, Sheng Y, Ling H, et al. Random, comparative study on enclovenous laser therapy and saphenous veins stripping for the treatment of great saphenous vein incompetence [J]. Zhonghua-Yi-Xue-Za-Zhi, 2007,87:3043 - 3046.

[16] Rasmussen L H, Bjoern L, Lawaetz M, et al. Trial comparing endovenous laser ablation of the great saphenous vein with high ligation and stripping in patients with varicose veins: short term results [J]. J Vasc Surg, 2007,46:308 - 315.

[17] Kalteis M, Berger I, Messie-Werndl S, et al. High ligation combined with stripping and endovenous laser ablation of the great saphenous vein: early results of a randomised controlled study [J]. J Vasc Surg, 2008, 47: 822 - 829.

[18] Darwood R, Theivacumar N, Dellagrammaticus D, et al. Randomised clinical trialcomparing endovenous laser ablation with surgery for the treatment of primary great saphenous varicose veins [J]. Br J Surg, 2008, 95: 294 - 301.

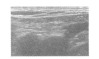

第 7 章

化 学 消 融 术

7.1 历史背景

历史数据表明通过针头经皮穿刺将液体硬化剂注入大隐静脉内的化学消融术,其术后 1 年内血管再通率(治疗失败)超过 50%。由于 Hobbs 的努力,自 20 世纪后期以来欧洲部分地区已经很少采用硬化疗法。Hobbs 长达 10 年的随机控制试验结果表明,对隐静脉主干反流患者施行硬化疗法后,患者普遍易复发静脉曲张。Hobbs 还发现接受传统手术治疗隐静脉功能不全的患者中有 71% 的人疗效可观,而经硬化疗法的患者仅有 6% 的人达到不错的疗效。最新的科学研究证据表明液体硬化剂并不能很有效地消除隐静脉主干功能不全,也不能防止反流所致的早期静脉曲张复发。但是利用科学证据比较硬化疗法和手术疗法时确具有局限性,这是因为许多试验本身存在方法上的缺陷,诸如缺少中立人员的观察评估,较多受试人员的中途退出,对结果阐述表达不清晰,缺乏指向性分析。然而尽管存在以上这些缺陷,大部分研究还是很清晰地阐明了硬化疗法后静脉的高复发率,其范围自 20%~70% 不等。

研究人员发现如果内皮损伤不广泛,便会有血栓形成并分层堆积在管腔内。有些血栓是必然形成并可以接受的,因为血小板的堆积,胶原蛋白一旦暴露,便会触发内源性凝血途径从而导致血栓形成。然而,过多的血栓形成是不利的,因为这会导致血管的再通。更严重的是,过多的血栓可以导致静脉周围炎症的形成,从而使患者感到不适,表现出一系列急性炎症反应症状,并且有可能在周围皮肤出现色素沉着。

7.2 病因和疾病的自然史

硬化疗法是通过将一种药物注入静脉内腔,使腔内物质纤维化从而达到闭合静脉的目的。临床上,将静脉闭合的原因是为了缓解静脉反流所带来的静脉高压状态,但临床实践中的静脉高压的成因尚有其他因素存在,故单因素的治疗不一定能达到预期目的。硬化剂的作用机制是直接作用于完全堵塞静脉内腔的血管内皮细胞使其损伤,并暴露内皮下的胶原纤维,促使胶原纤维收缩,最终使得血管转化为纤维条索。为了完成这一过程,硬化剂必须能穿透内皮细胞并一定程度上进入静脉壁的中膜。选用硬化剂最重要的原则是要保证其安全性,有效性,并且副作用较小。其次再考虑其治疗结果的持久性与可重复性是否良好,治疗时所带来的疼痛是否够小,在超声引导下是否能精确定位,原料来源是否容易,成本是否较低等。

硬化剂的效能与其浓度及静脉的直径有关。如果靶静脉的直径大于 3 mm,液体硬化剂由于血液的稀释作用便不易到达靶静脉壁。泡沫状硬化剂的应用显著提高了硬化疗法的疗效,泡沫硬化剂较液体硬化剂更有效并且在超声显像下能更好地控制。泡沫硬化剂的问世使得硬化疗法得以再现。泡沫硬化剂可以膨胀并填充直径小于 12 mm 的静脉,并且与静脉壁有着更良好的接触。Cabrera 和他的同事们发表了一篇对 500 例患者进行硬化疗法的疗效总结,发现术后 3 年甚至更长的时间内,81%的患者其大隐静脉主干仍然保持闭合,97%的患者表浅静脉已经完全消失。为达到以上疗效,有 86%的患者仅接受了一次硬化疗法,11%的患者接受了两次硬化疗法,仅有 3%的患者接受了三次硬化疗法。

硬化剂按种类分包括清洁剂类硬化剂、化学性硬化剂以及渗透型硬化剂。在美国,虽然可能多种硬化剂都能使用,但被美国食品药品管理局(FDA)认可的药物仅有一种,十四烷基硫酸钠(STS)在 1946 年被 FDA 批准由 Elkins Sinn 有限公司生产,并以"Sotradecol"的商品名开始广泛应用于硬化疗法。在欧洲应用较广泛的硬化剂为 1%~3%的 STS(Fibrovein,STD 制药公司,赫里福德郡,英国)和 0.5%~3%的聚多卡醇(POL)(Sclerovein,Resinag AG,苏黎世,瑞士)。由此可见硬化剂类型的选择十分有限,因而研究人员转而关注另外两种提高硬化疗法效率的方法——改变药物的生物学特性,改变药物的输送方法。

自从 2000 年美国 Elkins Sinn 公司停止生产"Sotradecol"之后,全国范围内便开始出现药物紧缺现象,因为除 ES 公司外没有其他厂商获得批准生产 Sotradecol,因此综合性药房成为医生们获得该药品的唯一途径。在 2004 年 11 月 FDA 授权 Bioniche Pharma 美国有限公司(贝尔维尔,安大略,加拿大)生产 1%~3%的 STS 后,STS 短缺并且仅能通过综合药房获得 STS 的权宜之计终于得到解决。现在,Sotradecol 由 Bioniche Pharma 公司利用 FDA 批准的设备生产,并由 Angio Dynamics 有限公司(昆斯伯里,纽约)负责销售。Almeida 等人研究对比了 FDA 认证的 STS(药物级别 STS)和复合型 STS 两种剂型,发现后者存在可检测出的杂质,主要是卡必醇。对药物级别的 STS 进行分析时没有发现可检测出的杂质。尽管杂质含量要达到多少才能引起临床反应尚不明确,但是其他剂型中所含杂质已经明确与临床上出现的非预期不良反应有关。通过一家中立实验室对不同种类复合型 STS 的分析发现,各厂商所生产的复合型 STS 其浓度及配比情况差异明显,其中有一个样品其浓度较 3%的标准浓度要低了 20%。

考虑到效能问题,复合型 STS 组中有 47.5%的患者术后随访中发现了不完全消融的静脉节段,而在药物型 STS 组中仅有 12.5%的患者出现了此类情况($p=0.02$)。

7.3 患者的选择

硬化疗法比较适用于以下几类患者:①非隐静脉部位的静脉曲张;②轴静脉反流经手术治疗后残留静脉者;③因血管新生或穿通静脉功能不全所致的静脉曲张复发患者。硬化疗法还可用于蜘蛛痣、静脉扩张以及孤立性网状静脉患者。其作用方式是通过硬化剂诱导刺激静脉壁发生炎症并最终纤维化。术中需要用多种药物,如高渗葡萄糖溶液使血管内皮脱水,乙醇胺油酸酯对内皮层有清洁作用。

7.4 手术步骤

将硬化剂注入大静脉的方法主要有以下 3 种:

1. Fegan 法

此法将硬化剂首先注入远端穿通静脉,随后注入近端静脉,隐静脉主干及其连接处无须注射。硬化剂注入后需长时间用力按压注射部位,并用绷带自下而上包扎患肢,以尽可能地减少血栓性静脉炎的发生并加速静脉的纤维化过程。

2. Tournay 法

此法将硬化剂首先注入反流处的近端,包括隐股交界处和隐腘交界处(SFJs, SPJs),随后再注入远端静脉。硬化剂注入后短时间局部按压注射部位即可。

3. Sigg 法

此法将硬化剂首先注入最远端的曲张静脉,随后再逐步注入近端静脉直到距反流点最近处也充满硬化剂。硬化剂注入后需长期按压注射部位(见图 7-1、图 7-2)。

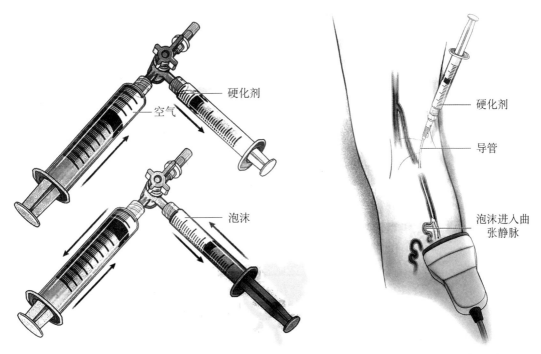

图 7-1　泡沫硬化剂产生泡沫过程(一)　　　　图 7-2　Sigg 法硬化剂注射

7.5 超声显像

现在普遍流行在超声引导下进行硬化疗法,此法最早应用于 1989 年,它不仅能减少将药物误注入动脉的情况,减少药物的外渗,还可以用来估计痉挛发作程度,治疗静脉的长度以及深静脉的位置(见图 7 - 3、图 7 - 4)。

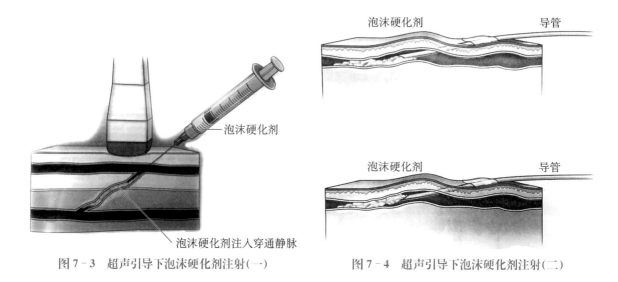

图 7 - 3 超声引导下泡沫硬化剂注射(一)　　　　图 7 - 4 超声引导下泡沫硬化剂注射(二)

7.6 泡沫硬化疗法

静脉疾病治疗领域的最新突破当属泡沫硬化疗法的出现。Egmont James Orbach 于 1944 年首先提出了泡沫硬化剂的概念,制作方法仅是将硬化剂混入空气后摇晃即可。然而,人们对于泡沫硬化剂的研究兴趣很快就消退了,因为它的气-液比较高并且有很多大气泡,使得其只能应用于小静脉的治疗。泡沫硬化疗法的复兴当归功于 Cabrera 和 Monfreux 等人于 1990 年做出的贡献。

用于破坏静脉壁的泡沫是由充满不平衡分布气泡的硬化剂溶液组成,其中气体含量一般为 0.522 1 或更多。泡沫由许多细小气泡组成,表明覆盖充满张力的液体。小气泡制造的泡沫具有很高的活性,而大气泡制造的泡沫则没有效能。泡沫取代了血液的位置与静脉内皮有着良好的接触,这样一来同样浓度的硬化剂就既能适应小静脉,又能适应大静脉。下面有充足的临床证据说明将传统硬化剂转化为泡沫硬化剂的优势:

(1)液体硬化剂易被血液稀释,从而降低了与静脉壁接触时的浓度。泡沫则可以直接取代血液的位置,从而能够与静脉内皮直接接触。这样在硬化剂浓度固定的情况下应用泡沫疗法可以显著提高治疗效率。

(2)经泡沫化的硬化剂其安全性更高,因为应用泡沫硬化剂时可以适当降低所用硬化剂的浓度。

（3）泡沫硬化剂外渗所带来的影响要明显小于液体硬化剂外渗所带来的后果。

（4）泡沫中所含气体属强回声物质，因此在超声引导下进行硬化疗法时，更容易看见硬化剂的位置以便精确定位。

多种因素可以影响硬化剂的效能，如硬化剂的类型和浓度、气体含量、气-液比、气泡大小、从准备泡沫到用于治疗所用时间等。理想的泡沫硬化剂其稳定性需较好，要在其分解成气体和液体前能被注入治疗部位。直径小于 $250~\mu m$ 的微泡沫应用广泛，是最理想最有效的选择（大泡沫其气泡直径大于 $500~\mu m$，小泡沫其气泡直径介于 $250\sim500~\mu m$ 之间）。众多文献中有许多详细记载制造微泡沫的有效方法。

提到 STS 的生物学行为，Schneider 和 Fischer 发现内皮的损害程度与硬化剂的剂量相关，并且在硬化剂注入后内皮便立即受损，导致血栓的快速形成从而使得血管硬化。然而，使用标准的针头与注射器注入 3% STS 泡沫硬化剂并不能达到 100% 闭合大隐静脉的效果，因此，用于增强药物与静脉壁间相互作用的导管尚在研发中。

泡沫硬化剂可用于控制直径小于 12 mm 的隐静脉反流，也可用于穿通静脉的硬化治疗，尤其适用于静脉属支曲张，血管扭曲，静脉畸形的治疗。当然，泡沫硬化剂也有其局限性，并且在选用时需考虑其风险。在大于 12 mm 的静脉中，硬化剂与血液之间形成的分界面会影响治疗效果。泡沫硬化剂注入的最大量一般建议为 10 ml，因为注入过多的硬化剂可能导致未闭的卵圆孔处出现血栓栓塞。考虑到这一点，很多人开始研究如何通过置入导管以延长硬化剂与静脉壁的接触时间从而提高治疗效率。未来的研究可能集中于如何应用导管技术提高液体或泡沫硬化剂的治疗效率。目前已知的制造泡沫硬化剂的方法如下所述。

Cabrera 法：Juan Cabrera 在 1997 年发表了一篇文章，该文章讲述其应用一种特殊泡沫硬化剂治疗取得了良好的效果，并介绍了其长达 7 年的使用经验，该硬化剂由 CO_2 以及一种未知的表面活性物质组成。

Monfreux 法：该法应用一个以无菌塞堵住针头的玻璃注射器来制造泡沫，通过按压注射器的活塞可起到加压作用。然而虽然此法制造的泡沫持久性较好，但以此法制造出的大气泡会明显降低治疗效果。

Tessari 法：由 Lorenzo Tessari 于 1999 年提出，该法应用两个一次性注射器以及一个三通管可制造出高质量的泡沫。STS 便是首先以此法制造出来的，此法的优势在于以下几点：使用的是一次性材料，制造出的泡沫其气泡直径较小，并且可以重组泡沫以便给治疗过程提供更多的时间。

Frullini 法：由 Frullini 和 Cavezzi 于 2000 年提出，泡沫制造过程中所应用的涡流效应与 Tessari 法相同，该法应用通过连接器连接的注射器和玻璃管来制造泡沫。

7.7　现有治疗有效性的比较

7.7.1　临床试验结果

一项长达 10 年，病例数达 800 人的前瞻性随机对照试验比较了以下 6 种治疗方法：液体硬化疗法，大剂量液体硬化疗法，多重结扎术，点式剥脱术，泡沫硬化疗法，外科手术（结扎)联合硬化疗法。其结论是泡沫硬化疗法要优于其他液体硬化疗法以及传统手术治疗。

硬化疗法可能出现的并发症包括:静脉炎、皮肤坏死、暂时性视觉障碍,偶尔会出现深静脉血栓(DVT)。有研究指出应用泡沫硬化疗法治疗蜘蛛痣和较小的网状静脉时,有较高的概率出现色素沉着、炎症、小范围皮肤坏死等并发症。泡沫疗法的安全性尚有待确定,因为动物模型的研究发现泡沫硬化疗法可能导致肺动脉高压,而对于人类呼吸系统带来的影响尚不清楚。每期治疗所用的硬化剂剂量取决于静脉的大小。一项前瞻性研究中并没有发现大剂量泡沫硬化疗法治疗静脉曲张后会出现深静脉血栓(DVT)。

两组随机对照试验(RCTs)比较了泡沫硬化疗法和高位结扎+剥脱术(HL/S)的疗效。第一组 RCT 结果表明 HL/S 在静脉闭合率和反流消除率上要优于应用"Varisolve"(BTG plc,伦敦,英国)硬化剂进行的泡沫硬化疗法(86%比 63%),但是泡沫硬化疗法的效果又要优于传统硬化疗法(90%比 76%)。第二组 RCT 结果表明泡沫硬化疗法联合高位结扎术与HL/s 相比,其成本更低,治疗所需时间更短,术后恢复更快。

尽管泡沫硬化疗法已经在全球范围内应用并且成为一个标准疗法,泡沫硬化还是有可能经未闭合的卵圆孔到达动脉并且造成栓塞,不过仅有 3 例由泡沫栓塞导致的永久性不良反应发生。但是不时有因泡沫硬化疗法导致的较严重的暂时性神经损伤事件发生,因此泡沫硬化疗法的应用始终存在争论。

7.7.2 泡沫硬化疗法的结果

Jia X 等人于 2007 年发表了一篇有关于超声引导下泡沫硬化疗法疗效的详细综述,这里就不加赘述,我们主要讨论较为重要的几篇文献以及一些较新的数据。Cabrera 等人发表了一篇研究泡沫硬化疗法治疗结果的文献,研究病例数为 500 人。他们发现术后 3 年甚至更多年,有 87%的患者大隐静脉主干仍然保持闭合,97%的患者表浅静脉完全消失。为达到以上疗效,有 86%的患者仅接受了 1 次硬化疗法,11%的患者接受了 2 次硬化疗法,仅有 3%的患者接受了 3 次硬化疗法。在此系列研究中没有出现 DVT 及肺动脉栓塞等并发症。

自此之后,有大量作者发表了有关于泡沫硬化疗法的疗效研究,包括 Frullin 和 Cavezzi(病例数 453 人),Barrett 等人(病例数 100 人)。Cavezzi 等人随后又发表了一篇详细分析泡沫硬化疗法效率的文章,共研究了 194 例患者,有 93%的患者获得了较好的疗效。事实上,泡沫硬化疗法已经广泛应用于南欧、澳大利亚、新西兰、南美以及美国等地。然而英国则很少有医生使用这种方法,大概是因为缺乏足够的有效证据。英国仅有一项研究报告对比了60 例患者接受外科手术治疗和泡沫硬化疗法联合隐股点结扎术的疗效。

Wright D 等人发表了一篇多中心随机对照试验的研究报告,该报告研究了欧洲范围内的病例,对比了泡沫硬化疗法和手术治疗的疗效。该随机对照试验包括两个不同的部分:外科部分是由外科医生随机将患者分为两组,分别接受静脉剥脱术治疗和超声引导下硬化疗法;另一方面硬化疗法治疗专家们也将患者分为两组,分别接受超声介导下泡沫硬化疗法和超声介导下液体硬化疗法。共 654 位患者参与了此项研究,为了达到彻底消除隐静脉主干的治疗效果,至多可以对同一患者行 4 次超声介导下硬化疗法,两次之间时间间隔需大于 3个月。经过 12 个月的治疗,外科医生们通过泡沫硬化疗法成功消除了 130 例患者的隐静脉主干反流(患者总数 176,消除率 74%),通过外科手术成功消除了 84 例患者的隐静脉主干反流(患者总数 94,消除率 88%)。与外科医生相比,硬化剂治疗专家们通过泡沫硬化疗法成功治疗患者 239 例(总数 254 例,成功率为 91%),通过液体硬化疗法成功治疗患者 104 例(总数 125 例,成功率为 83%)。术后疼痛则通过直观类比标度法来评估,结果表明外科手术患者在术后第一周内疼痛较剧烈,平均需经过 13 天才能恢复正常活动,而泡沫硬化疗法组平均恢复时间仅为 2 天。有关并发症方面,有 10 例经泡沫硬化疗法治疗的患者及 1 例经液体硬化疗法治疗的患者术后出现了 DVT。

Ouvry P 等人于 2007 年发表了一篇文章,该文章详细分析了泡沫硬化疗法与液体硬化疗法之间的效率对比。将患有隐静脉主干功能不全的患者分为两组,其中一组接受 2~2.5 ml 3% 的 POL 液体硬化剂治疗,另一组则接受 2~2.5 ml 3% 的泡沫硬化剂治疗,在超声引导下进行治疗,每位患者仅接受一次硬化治疗。术后 3 周经液体治疗的患者有 35% 恢复正常,而经泡沫治疗的患者则有 85% 恢复正常;术后 2 年,泡沫治疗组中有 53% 的患者 GSV 得到完全消除,而液体治疗组仅有 12% 的患者达到以上效果。该作者随后又深入研究了使用 1% 和 3% 泡沫硬化剂治疗的相对效率,隐静脉主干反流患者随机接受 1% 或 3% 的 POL 泡沫硬化剂治疗,每位患者仅接受一次治疗,治疗所用硬化剂平均剂量为 4.5 ml。两组患者术后即刻闭合率别为 96%(3% 浓度组)和 86%(1% 浓度组),术后 2 年隐静脉闭合率分别为 69%(3% 浓度组)和 68%(1% 浓度组)。

在以上的所有研究中,医生所使用的泡沫硬化剂剂量都是很小的,其剂量远低于 Tegernsee 文件推荐的最高剂量 10 ml 以及前一版本中的 20 ml 最高剂量,这可能是影响治疗结果的原因,但是也恰恰使得作者更好的展示了泡沫硬化疗法的优势,说明了 3% 聚多卡醇在效能上的不足。

有大量文章指出了在治疗静脉曲张时存在的许多特殊问题,比如复发的静脉曲张经手术治疗效果不佳,且常在术后因血管新生出现再次复发的现象。临床研究发现应用泡沫硬化疗法治疗原发性和复发性静脉曲张时疗效相似,有 88% 的患者在术后 11 个月的随访期内其 SFJ 和隐静脉主干仍保持闭合。Creton 和 Uhl 报道了采用外科手术联合泡沫硬化疗法(仅治疗一次)治疗复发性静脉曲张的疗效,术后 40 天随访期内有 93% 的患者其曲张静脉和隐静脉主干成功闭塞。Perrin 和 Gillet 综述了目前已有的所有有关腘窝处复发性静脉曲张治疗的文献,得出结论为:除去严重的 SPJ 功能不全这种情况外,超声引导下泡沫硬化疗法都是最佳治疗方案。不过他们承认这个结论是由一系列临床病例报告得出的,并不是经随机临床试验获得的。

关于泡沫硬化疗法治疗静脉溃疡及严重静脉疾病的疗效的文章也有很多。在一项试验中,研究人员总结了共 165 例患者的 185 条静脉主干的治疗结果。其中有一大部分患者为复杂型静脉曲张(109 例 CEAP 4~6 期,76 例 CEAP 1~3 期)。结果表明各组患者的静脉闭合率并没有显著差异:原发性静脉疾病(45/60 为 75%)与继发性静脉疾病(23/32 为 72%);CEAP 2~3 期患者(22/30 为 73%)与 CEAP 4~6 期患者(46/62 为 74%);静脉直径小于 7 mm 者(29/38 为 76%)与静脉直径不小于 7 mm 者(13/23 为 57%)。因此作者得出结论:泡沫硬化疗法治疗复杂型静脉曲张和单一型静脉曲张时疗效相同。该研究结果随后发表在多篇文章上。总的来说,有报告称经泡沫硬化疗法治疗后的患者其溃疡愈合较快,说明以此法治疗隐静脉闭塞患者出现的腿部溃疡时也能达到相同的治疗效果。

7.8　讨论

硬化疗法最主要的禁忌证是对硬化剂过敏。不良反应有皮肤色素沉着,皮肤瘙痒,新生血管形成等,其他少见的不良反应还有夜间痛性痉挛,足部水肿,血栓性静脉炎,水疱形成等。在对以下患者行硬化疗法时需特别注意患者病情变化:存在动脉功能不全者,近期有过或复发 DVT 者,血液高凝综合征患者,存在严重系统性疾病的患者。一些较危险的并发症如硬化剂注入动脉,血栓栓塞等,只要操作过程足够仔细,一般是可以避免发生的。

7.9　并发症

经泡沫硬化疗法治疗的患者可出现一些系统性并发症,其中暂时性视觉障碍可见于经泡沫或液体硬化剂治疗后的患者。尽管我们已经知道注入泡沫硬化剂后最容易出现视觉障碍,但注入一些其他类型硬化剂时患者也有可能出现视觉障碍。一些愈合期出现的较为严重的神经损伤性不良反应也有报道。这使得人们开始关注卵圆孔未闭的作用,Morrison 等人对其进行了研究,他对 20 例经泡沫硬化疗法后出现视觉或呼吸系统症状的患者进行了经胸壁超声心电图扫描,发现 65% 的患者在注入泡沫硬化剂后可在左心室见到回声区,随后他们又接受了经颅多普勒超声检查,结果有 5/9 的病人其大脑中动脉处出现了高强度回声区。

从上面的例子我们可以看出,注入下肢的气泡可以进入脑循环,但是这与视觉障碍有何关系尚有待研究。Morrison 等人对比了由 CO_2 制造的泡沫硬化剂与由空气制造的泡沫硬化剂的治疗结果,发现前者确实可以减少视觉障碍等不良反应的发生,这使得人们开始思考改用 CO_2 泡沫硬化剂以减小不良反应,尽管这些不良反应通常是良性的并且能很快得到解决。总的来说,发生严重不良反应的人数要远小于以此法所治疗的人数,尽管如此,这也说明了即使是微创治疗也有可能导致严重的并发症,因此我们必须时刻采取预防措施以避免这类并发症的发生。

Arends L 等人研究对比了微创疗法与外科手术治疗隐静脉主干功能不全的疗效。他们对 119 篇研究中的共 12 320 例病例进行了 Meta 分析。并在术后平均 30 个月后通过多普勒超声显像评估隐静脉主干的闭塞情况。

结果表明静脉激光消融术在治疗效果上稍占优势,但是作者认为外科手术、激光消融术、射频消融术以及超声引导下泡沫硬化疗法在治疗静脉疾病上的效果是相同的。

7.10　硬化疗法治疗表浅静脉曲张和蜘蛛痣

传统液体硬化疗法在治疗孤立的(不存在隐静脉主干功能不全)表浅小静脉曲张时疗效较佳。而泡沫硬化疗法治疗此类疾病时效果更佳且不需要超声引导。许多文献中都有提到网状静脉曲张和蜘蛛痣这两种疾病。网状静脉曲张可经外科手术治疗,但是硬化疗法的效果更好,治疗时需注意对所有患者进行多普勒超声检查,以明确患者是否存在隐静脉主干功能不全或者其他来源所致的静脉曲张,若忽视该检查则有可能导致最终患者得不到满意的治疗效果。

网状静脉曲张和蜘蛛痣多来源于隐静脉主干或其他部位的静脉曲张,可采用泡沫硬化疗法治疗。但对于小静脉的治疗,采用液体硬化疗法的效果要好于泡沫硬化疗法。泡沫硬化疗法其疗效较强,若注入过多硬化剂反而可能导致更多的蜘蛛痣形成。在手术部位予70%酒精消毒后,使用小针头(25~33G)将硬化剂注入即可,疗程间隔时间根据医生的喜好而定,一般来说患者每两周随访一次。

许多文献提到0.25%~0.5%的聚多卡醇为最合适的硬化剂,0.2% STS可能也能达到同样效果。在欧洲,铬酸甘油的应用较普遍,并且有随机对照试验比较其与POL和POL泡沫硬化剂的疗效,结果是仅有欧洲的静脉学家用此法治疗时才能达到预期效果。治疗的基本原则是治疗蜘蛛痣的同时还需治疗其来源静脉。诸如功能不全的隐静脉等来源静脉构成网状静脉,其血液最终汇入蜘蛛痣部位。选定好一个区域的蜘蛛痣后,便可将0.5% POL液体注入该区域的网状静脉内,每个部位注射0.25~0.5 ml即可,随后硬化剂会到达蜘蛛痣部位,提示网状静脉处的静脉瓣功能不全。随后,在所有存在蜘蛛痣的部位均需分别注入0.5%的POL液体0.1~0.2 ml。

如果不治疗网状静脉,也有50%的患者能达到理想的治疗效果,但效果不会持久,另外50%的患者则不仅达不到治疗效果,还有可能导致更多蜘蛛痣的形成。硬化治疗术后按压小静脉或许有帮助作用。最近的一次随机对照试验表明其作用显著,并且建议患者在蜘蛛痣和网状静脉注入硬化剂后着2级弹力袜至少3天。尽管按压的程度和持续时间在术后复发率,症状改善或者外观影响上没有明显差异,但硬化疗法术后进行按压辅助治疗总是有益而无害的。

在美国,上述治疗方法十分有效,但是美国的医生还是因为STS的安全性较好而倾向于使用STS进行治疗。

7.11　系统性并发症

约2%的患者出现了视觉障碍,并且其发生似乎于硬化剂的使用剂量相关。采用液体或泡沫硬化疗法后均有可能出现上述并发症,但泡沫硬化疗法术后更易出现此并发症。视觉障碍的表现有盲点形成,毛玻璃样视野,色觉障碍等。大多数患者出现以上症状后均可在30分钟内得到解决,此时往往需要再进行一个疗程的治疗。通常建议患者在接受泡沫硬化剂治疗后保持仰卧位30分钟以预防此类并发症的发生。

有些患者在注入泡沫硬化剂后可出现胸闷、咳嗽症状。这可能是泡沫进入肺部的直接刺激作用或是注入液体硬化剂后的刺激作用所致。此症状也可在30分钟内得到解决。和视觉障碍一样,患者在治疗后取仰卧位30分钟即可。有报告称使用CO_2泡沫可降低视觉障碍和胸部症状的发生率。严重的过敏反应则可由本章所提到的任何一种硬化剂诱发。在治疗时须准备必要的药物和仪器,以便在出现并发症时可以及时进行治疗。

参考文献

[1] Hobbs J T. Surgery or sclerotherapy for varicose veins :10-year results of a random trial. In:Tesi M, Dormandy J A, eds. Superficial and Deep Venous Diseases of the Lower Limbs [J]. Turin, Italy: Panminerva Medica,1984,243 - 248.

[2] Fegan W G. Injection with compression as a treatment for varicose veins. Proc R Soc Med 1965;58: 874 - 876.

[3] Einarsson E, Eklof B, Neglen P. Sclerotherapy or surgery as treatment for varicose veins:a prospective randomized study [J]. Phlebology, 1993,8:22 - 26.

[4] Neglen P, Einarsson E, Eklof B. The functional long-term value of different types of treatment for saphenous vein incompetence [J]. J Cardiovasc Surg, 1993,34:295 - 301.

[5] Guex J J. Indications for the sclerosing agent polidocanol [J]. J Dermatol Surg Oncol, 1993,19:959 - 961.

[6] Hamel-Desnos C, Desnos P, Wollmamn J C, et al. Evaluation of the efficacy of polidocanol in the form of foam compared with liquid form in sclerotherapy of the greater saphenous vein:initial results [J]. Dermatol Surg, 2003,29:1170 - 1175.

[7] Goldman MP. Sodium tetradecyl sulfate for sclerotherapy treatment of veins is compounding pharmacy solution safe? [J] Dermatol Surg, 2004,30:1454 - 1456.

[8] Rao J, Wildemore J K, Goldman M P. Double-blind prospective comparative trial between foamed and liquid polidocanol and sodium tetradecyl sulfate in the treatment of varicose and telangiectatic leg veins [J]. Dermatol Surg, 2005,31:631 - 635.

[9] Cabrera J, Cabrera J Jr, Garcia-Olmedo M A. Sclerosants in microfoam:a new approach in angiology [J]. Int Angiol, 2001,20:322 - 329.

[10] Almeida J I, Raines J K. FDA-Approved sodium tetradecyl sulfate(STS) versus compounded ST5 for venous sclerotherapy [J]. Dermatol Surg, 2007,33:1037 - 1044.

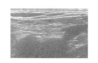

——第 8 章 ——

穿通静脉的治疗

8.1　历史背景

尽管穿通静脉(perforating vein，PV)在静脉疾病症状和体征的发展中起何作用尚不明确，但是我们已经发现较多数目功能不全的 PV 以及较大的 PV 的存在都会导致慢性静脉疾病(CVD)的恶化。最近还有研究报告称溃疡期 CVD 患者其穿通静脉外向血流(反流)的持续时间较低级别 CVD 患者要长。

8.2　病因和疾病的自然史

PV 处的反流定义为：由深静脉流向表浅静脉的外向血流。由于肌肉的收缩作用，深静脉内血流不时加大，是导致穿通静脉功能不全的原因，但表浅静脉与穿通静脉出现反流的发病机制仍有待研究，目前的主流理论认为是静脉壁的脆弱最终导致瓣膜功能不全而出现反流，另外有些理论认为表浅静脉功能不全导致折返点处血流过载是促使穿通静脉反流形成的原因。但是以上两种理论都缺乏直接的证据，这与时下大多数研究都是基于人口数量的横向研究，而很少有基于疾病进展过程的纵向研究有关。

Labropoulos 等人采用了两种模式解释穿通静脉由正常变为功能不全的原因——静脉病变向上进展，静脉在新的部位出现功能不全。表浅静脉处反流向上进展波及穿通静脉是目前比较流行的一种学说，但是也有一小部分穿通静脉其功能不全的部位位于没有反流波及的新部位。PV 反流总是与邻近的表浅静脉有关，这也说明了表浅静脉反流在穿通静脉功能不全进展中的重要作用。由于大多数患者在 CVD 早期即存在表浅静脉反流，因此我们可以假设穿通静脉功能不全疾病的进展机制是其邻近表浅静脉存在反流，随着血流动力学环境的改变以及静脉内压力的升高，PV 的直径增大，其静脉瓣因而相对关闭不全，从而出现瓣膜功能不全的表现，以上改变可伴随有原发静脉壁疾病，或独立发生。

在原发性静脉疾病中，深静脉反流并不是构成穿通静脉功能不全的必要条件。然而，深静脉反流可导致血流由功能不全的表浅静脉流入扩张的穿通静脉。Labropoulos 等人的研究显示仅有 5 处新出现的功能不全的穿通静脉附近存在与之并行的深静脉反流，以上 5 处位点的深静脉反流在初次进行多普勒超声检查时并未出现,而当时穿通静脉的功能亦正常,这说明深静脉功能不全是与穿通静脉功能不全同时进展形成的表浅静脉反流则存在于所有位点。

最后,该研究还发现在 CVD 临床分期出现恶化的患者中,有 40% 的患者其原先正常的穿通静脉出现了反流。尽管临床分期恶化本身并不能单独导致穿通静脉处反流的形成,但是我们可以认为其导致了长期存在的表浅静脉反流恶性进展,使该处的反流延伸至其他原先正常的表浅静脉,并最终累及相邻的穿通静脉。

8.3　患者的选择

一般来说,在以下几种特殊情况下需保留穿通静脉:

(1) 在静脉曲张复发的患者中,穿通静脉与该区域的轴向(或新生血管)反流相延续。

(2) 穿通静脉位于膝部溃疡的深面。

(3) 在大腿中部存在较大的功能不全的穿通静脉,它们作为"逃逸点"成为反流处最大的位点。

8.4　血管介入仪器

(1) 化学消融术:25 或 27G 针头用于超声引导下穿刺。

(2) 射频消融术:射频导管为专用设备,不需要导管鞘的支撑,可直接用于穿刺。

(3) 激光消融术:16G 的血管导管(用于 600 μm 光纤)或 21G 微穿刺针头(用于 400 μm 光纤)用于穿刺。

(4) 如果穿通静脉的条件允许,可将一根导丝置入深静脉系统,以便更好地控制穿刺过程。

8.5　手术步骤

经皮穿通静脉消融术(percutaneous ablation of perforators,PAPs)由 Elias 和 Peden 两人首创。其基本方法包括:①超声引导下腔内穿刺;②消融元件(化学元件或热元件)的导入;③确认初次治疗是否成功;④随访观察术后疗效。目前为止,该方法已经同时适用于化学消融术(STS,聚多卡醇,鱼肝油酸钠)和热消融术(射频或激光)。

穿刺成功后,热消融元件应当置于筋膜处或紧贴筋膜下方,以尽可能地减少对深部血管和神经的损伤,这类似于行内镜筋膜下穿通静脉结扎术(SEPS)时需将夹子置于筋膜处。

患者取反 Trendelenburg 位,该体位下可充分扩张静脉以便穿刺。穿刺后的操作则因手术方式的不同而各异,因此我们接下来便将各种技术分开描述,以便阐明它们的关键点。

8.5.1　PAPs:化学消融术

超声介导硬化疗法(UGS)(见图 8-1)
是一种有效且持久的消除穿通静脉功能不
全的方法,并且从术后患者的临床静脉评分
来看,该手术可以显著减轻患者的症状和体
征。作为开放性手术或 SEPS 的一种替代疗
法,UGS 对皮肤的损伤更小,并且更少出现
伤口愈合期并发症,有关 UGS 治疗穿通静
脉的临床结果报道甚少。

Masuda 等人进行了一系列研究,他们
选取了一些仅存在孤立穿通静脉疾病的患
者(83%),这类患者不存在大腿至小腿处

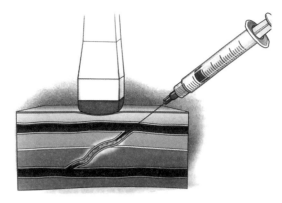

图 8-1　超声介导硬化疗法

的隐静脉或深静脉的轴向反流。研究表明 UGS 术后患者在 20 个月的随访期内,其临床
静脉安全性评分(VCSS)、静脉疾病安全度(VDS)以及穿通静脉反流复发率均得到显著改
善,其中 75% 的患者其穿通静脉成功闭塞且没有出现复发征象。穿通静脉反流复发多出
现于存在溃疡的患者,因此进行 UGS 术后超声扫描检查以及反复多次注射硬化剂是很有
必要的。这项研究表明不伴有轴静脉反流的穿通静脉疾病患者接受硬化疗法有着较好的
疗效。

1992 年,Thibault 和 Lewis 报道了他们早期的一项研究结果,他们对穿通静脉功能不
全的患者进行 UGS 治疗,并在治疗后 6 个月进行复查,发现有 84% 的患者穿通静脉成功闭合。
在 2000 年夏威夷举行的太平洋血管疾病研讨会上,来自法国的 Jerome Guex 分享了他采用
UGS 疗法治疗穿通静脉的经验:对于直径大于 4 mm 的静脉,硬化剂需选用 3% 的 STS
(Bioniche Life Science Inc,玻利维亚、安大略、加拿大)或 3% 的聚多卡醇;在治疗直径小于
4 mm 的静脉时则需选用更为稀释的硬化剂。Jerome Guex 估计 90% 的患者在接受 1~3 个
疗程的治疗后,其病变的穿通静脉可以得到完全消除。

上述方法还涉及静脉穿刺技术以及血液抽吸技术。临床上所使用的硬化剂种类繁多:
鱼肝油酸钠,STS,聚乙二醇单十二醚(聚多卡醇)。有人建议使用液态硬化剂,但是最近液
态泡沫疗法因其较好的疗效而备受欢迎。但是目前许多研究中采用的还是液态硬化剂,如
3% STS 注射 0.5~1 ml,或者 5% 的鱼肝油酸钠以类似的方法注入,同时还应避免将硬化剂
误注入相邻的动脉。在注入硬化剂后,需用绷带缠绕或着静脉曲张袜,并且直接按压治疗后
的穿通静脉一段时间。

8.5.2　PAPs:射频消融术

在行射频消融术时可用注射针头、血管导管或者特制的探针进行超声介导下的穿刺。
超声显像提示导管位于腔内以及回抽见血是标志穿刺成功的两个必备条件。除上述功能

外,射频探针(RFS)导管(VNUS medical,Inc.)还具有测量阻抗大小(单位以 Ω 计)的功能。

有时会出现超声显像显示导管位于血管腔内,而阻抗测量却提示其位于血管腔外的情况。阻抗值在 150～300 Ω 时提示导管位于血管腔内,如果射频消融装置位于软组织内,阻抗值则会更高,这个特性可用来辅助超声扫描监测导管置入的位置。当导管成功置入筋膜并位于深静脉系统内较合适的位置后,需要在超声介导下将少量的肿胀麻醉液注入穿通静脉周围。患者取 Trendelenburg 体位,调整射频能量使治疗部位的目标温度达到 85℃,同时利用皮肤表面的超声探头给静脉适当加压。以上所有的操作流程,包括浸润水肿麻醉,局部加压,Trendelenburg 体位等,都是为了尽量驱除静脉内的血液,以保证导管装置和静脉壁之间的良好接触。

导管与静脉壁接触后,射频能量需施加在静脉壁的四个象限各至少 1 分钟,随后将导管回抽 1～2 mm,再重复上述流程进行下一个静脉节段的治疗,理论上治疗的静脉节段越长,治疗效果越好。射频能量输送完毕后,需持续按压经治疗的穿通静脉壁 1 分钟。治疗结束后需立即进行一次超声扫描,治疗成功的标志是穿通静脉内不见血流信号,并且附近的胫后动静脉内有正常的血流信号。如果肿胀麻醉时将过多的麻醉剂注入了周围组织,那么在超声图像上穿通静脉便不能清晰显影。

8.5.3　PAPs:激光消融术

与射频消融术一样,靶穿通静脉的腔内穿刺是激光消融术的核心步骤。行激光消融术时有两种设备可进行穿刺:21G 微穿刺针或 16G 血管导管。患者取反 Trendelenburg 体位,在超声介导下将穿刺针或导管置入,通过超声显像或回抽见血的方法可判断穿刺针或导管是否成功置入血管腔内。如果采用的是 21G 微穿刺针,则选用 400 μm 光纤,后者可在超声引导下直接穿过穿刺针进入穿通静脉并置于筋膜层或筋膜的正下方,这点与射频消融术类似。若选用 600 μm 的光纤,则应选用 16G 血管导管,或者仍选用 21G 微穿刺针,但需要加用微穿刺套装的导管鞘(见图 8-2～图 8-5),这是因为 600 μm 光纤不能直接穿过 21G 的穿刺针。

导管定位成功后,下一步便是围绕导管周围进行浸润水肿麻醉,随后将患者摆回 Trendelenburg 体位。以上准备工作完成后,便可进行激光能量的传输,传输的同时需按压皮肤表面的超声探头以使光纤和静脉壁充分接触。通常来讲,一次治疗的静脉节段要尽可能地长,因此治疗范围外 1～2 mm 的部位也需要进行治疗,通常共需治疗 2～3 个静脉节段。

能量传输的方式可采用脉冲法或持续法。采用脉冲式激光时,激光能量为 15 W,在光纤回抽过程中以 4 s 一次的频率脉冲式输送能量,每个静脉节段需治疗两次,因此每个节段共接受 120 J 的激光能量,通常需治疗 3 个静脉节段。一般我们采用 10 W 的连续性能量传输方式,治疗量为 60～80 J/cm(见图 8-2～图 8-5),治疗部位通常达到膝部穿通静脉反流形成处。

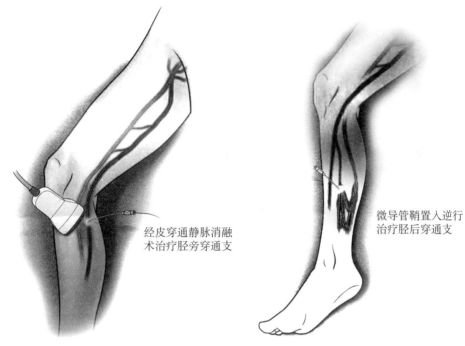

经皮穿通静脉消融
术治疗胫旁穿通支

微导管鞘置入逆行
治疗胫后穿通支

图 8-2 激光消融术(一)　　　　　图 8-3 激光消融术(二)

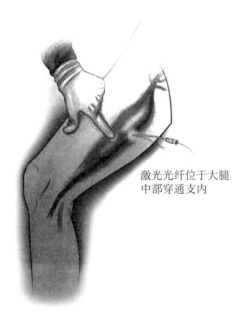

激光光纤位于大腿
中部穿通支内

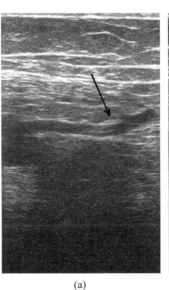
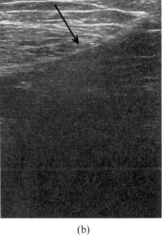

(a)　　　　　　　　　(b)

图 8-4 激光消融术(三)　　　　图 8-5 激光消融术(四)

　　(a) 大腿中部穿通静脉超声图像 (b) 微导管鞘置于大腿中部穿通静脉
的超声图像

  Proebstle 和 Herdemann 同样尝试了对穿通静脉进行三个层面的治疗(筋膜下、筋膜层、筋膜上),每个治疗节段均接受了 60～100 J 的能量。能量传输完成后,与 RF 术中相同,需持续按压穿通静脉 1 分钟,按压方向为远离心脏的方向,随后在与静脉位置相对应的皮肤表面垫以棉球或其他类似物,再用弹力绷带加压包扎患肢。他们共对 67 例患者进行了 1 320 nm 激光以 10 W 功率(平均 250 J)或 940 nm 激光以 30 W 功率(平均 290 J)进行治疗的结果,术后 1 天仅有 1 例患者的穿通静脉没有得到闭合,而治疗时产生的副作用多较为温和。因此最终他们得出结论超声介导下静脉激光消融术治疗穿通静脉功能不全是可行并且安全的。

  在少数情况下,需在局部麻醉下作一个较小的皮肤切口,用以结扎直径较大的穿通静脉(见图 8 - 6)。结扎后确认静脉是否成功闭合同样需要用多普勒超声显像观察,同时需要观察深部其他血管是否正常可见。此法治疗的效果一般较好。

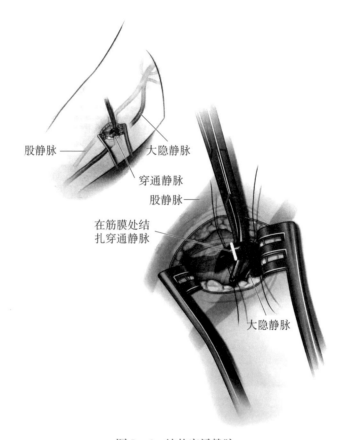

图 8 - 6 结扎穿通静脉

8.6 并发症

  术后并发症较少见。如前述 Linton 术式中提到的手术损伤通常是肉眼不可见的。血栓栓塞和神经损伤等并发症则随着经皮穿刺技术的改善已经十分少见。

8.7 讨论

目前尚没有明确标准判断哪些穿通静脉需要进行治疗。由于穿通静脉功能不全通常与表浅静脉的反流有关,因此很多时候只需对隐静脉主干进行消融即可,并不需要对穿通静脉进行手术干预。90％的C5～C6期患者存在穿通静脉功能不全,而只有不到一半的C2期患者存在穿通静脉功能不全,因此可以明确认为穿通静脉功能不全被认为与静脉溃疡相关,只是不能确定穿通静脉是否因为存在血流动力学改变,从而导致了患肢的炎症性改变。

考虑到目前人们对于穿通静脉功能不全在导致静脉不可逆性溃疡过程中所起的作用争议较大,ESCHAR试验中心建立了一条1A级推荐指南,即结扎或剥脱大隐静脉可有效防止溃疡的复发。许多传统方法,如Linton术式中采用的开放性穿通静脉结扎术存在较高的损伤性并发症发生率(20％～40％)。目前,并没有可靠的1级证据来建立一条A级指南以说明单纯治疗穿通静脉功能不全对静脉溃疡的愈合和复发的影响。

遗憾的是在两项研究PV治疗效果的随机控制试验中,PV治疗的作用被伴随的GSV治疗所掩盖,除此之外用于评估对穿通静脉功能不全患者进行单纯穿通静脉治疗和单纯大隐静脉治疗的疗效的替代血流动力学指数结果,也不支持穿通静脉治疗的重要性。这些研究说明了需要单独对C5/C6期病人进行随机控制试验研究。根据此类随机控制试验以及寻找恢复穿通静脉功能的替代终末点的研究结果,目前对于穿通静脉的治疗可以列为2B推荐等级。

1974年Hobbs等人进行的一项随机试验研究对比了硬化疗法和外科手术疗法(包括隐静脉剥脱术、筋膜下穿通静脉结扎术)在治疗穿通静脉疾病时的效果。他发现在治疗大隐静脉或小隐静脉反流时,外科手术治疗后6年内的随访结果要优于单纯硬化疗法,然而,对于不伴有隐静脉疾病的穿通静脉功能不全患者,对小腿穿通静脉的硬化疗法效果要优于外科手术疗法。

参考文献

[1] Pascarella L,Schmid Schonbein G W. Causes of telangiectasias, reticular veins and varicose veins [C]. Semin Vasc Surg, 2005,18:2-4.

[2] Labropoulos N, Mansour M A, Kang S S, et al. New insights into perforator vein incompetence [J]. Eur J Vasc Endovasc Surg, 1999,18:228-234.

[3] Lees T A, Lambert D. Patterns of venous reflux in limbs with skin changes associated with chronic venous insufficiency [J]. Br J Surg, 1993, 80 :725-728.

[4] Pierik E G, Wittens C H, van Urk H. Subfascial endoscopic ligation in the treatment of incompetent perforating veins [J]. Eur J Vasc Endovasc Surg, 1995, 9:58-41.

[5] Cockett F B, Elgan-Jones D E. The ankle blow-out syndrome [J]. Lancet, 1953,1:17-23.

[6] Kistner R L, Eklof B, Masuda E M. Diagnosis of chronic venous disease of the lower extremities the "CEAP"classification [J]. Mayo Clin Proc, 1996,71 :338-345.

[7] Labropoulos N. CEAP in clinical practice [J]. Vasc Surg 1997, 31 :224-225.

［8］Labropoulos N，Delis K，Nicolaides A N，et al. The role of the distribution and anatomie extent of reflux in the development of signs and symptoms in chronic venous insufficiency ［J］. J Vasc Surg，1996，23:504－510.

［9］Delis K. Leg perforator vein incompetence:functional anatomy ［J］. Radiology，2005，235:327－334.

［10］Zamboni P. Pathophysiology of perforaors in primary chronic venous insufficiency ［J］. World J Surg，2005，29(Suppl 1) :S115－S118.

［11］Labropoulos N，Tassiopoulos A K，Bhatti A F，et al. Development of reflux in the perforator veins in limbs with primary venous disease ［J］. J Vasc Surg，2006，43:558－562.

［12］Elias S，Peden E. Ultrasound-guided percutaneous ablation for the treatment of perforating vein incompetence ［J］. Vascular，2007，15:281－289.

［13］Masuda E M，Kessler D M，Lurie F，et al. The effect of ultrasound-guided sclerotherapy of incompetent perforator veins on venous clinical severity and disability scores ［J］. J Vasc Surg，2006，43:551－557.

［14］Guex J J. Ultrasound guided sclerotherapy (UGS) for perforating veins (PV) ［J］. Hawaii Med J，2000，59 :261－262.

［15］Peden E，Lumsden A. Radiofrequency ablation of incompetent perforator veins. Perspect ［J］ Vasc Surg Endovasc Ther，2007，19:73－77.

［16］Proebstle T M，Herdemann S. Early results and feasibility of incompetent perforator vein ablation by endovenous laser treatment ［J］. Dermatol Surg,2007,33:162－168.

［17］Thibault P K，Lewis W A. Recurrent varicose veins. Part 2 :injection of incompetent perforating veins using ultrasound guidance ［J］. J Dermatol Surg Oncol，1992，18:895－900.

［18］Guex J J. Ultrasound guidecl sclerotherapy (USGS) for perforating veins (PV) ［J］. J Vasc Surg，2000，31:1307－1312.

［19］Stuart W P，Lee A J，Allan P L，et al. Most incompetent calf perforating veins are found in association with superficial venous reflux ［J］. J Vasc Surg，2001，34. 774－778.

［20］Barwell J R，Davies C E，Deacon J，et al. Comparison of surgery and compression with compression alone in chronic venous ulceration (ESCHAR study) :randomized controlled trial ［J］. Lancet，2004，363:1854－1859.

［21］Sato D T，Goff C D，Gregory R T，et al. Subfascial perforator vein ablation :compirison of open versus endoscopic techniques ［J］. J Endovasc Surg，1999,6:147－154.

［22］Pierik E G,van Urk H,Hop W C，et al. Endoscopic versus open subfascial division of incompetent perforating veins in the treatment of leg ulceration:a randomized trial ［J］. J Vasc Surg，1997,26:1049－1054.

［23］Stacey M C，Burnand K G，Layer G T，et al. Calf pump function in patients with healed venous ulcers is not improved by surgery to the communicating veins or by elastic stockings ［J］. Br J Surg，1988，75:436－439.

［24］van Gent W B，Hop W C，van Pragg M C，et al. Conservative versus surgical treatment of venous leg ulcers:a prospective, randomized, multicenter trial ［J］. J Vasc Surg，2006,44:563－571.

［25］O'Donnell T F. The present status of surgery of the superficial venous system in the management of venous ulcer and the evidence for the role of perforator interruption ［J］. J Vasc Surg，2008,48:1044－1052.

［26］Hobbs J T. Surgery and sclerotherapy in the treatment of varicose veins, a random trial ［J］. Arch Surg，1974,109 :793－796.

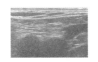

第 9 章

日间病房^[注]静脉切除术

9.1 历史背景

日间病房静脉切除术(AP)是以切除靠近皮肤表面的曲张静脉丛为治疗目的的小型手术。该手术最早在古罗马成功施行,后 Robert Muller 于 1966 年发表了该手术的技术要领。在美国许多小型静脉外科手术中心,医生们都采用局部麻醉的方式进行 AP 手术,AP 手术的 6 个基本要领如下:

(1) 无须结扎静脉。

(2) 仅适用局部麻醉。

(3) 术后可立即下地活动。

(4) 切口大小仅有 2 mm。

(5) 无须缝合皮肤。

(6) 术后绷带加压包扎 2 天,随后改白天着静脉曲张袜 3 周。

根据患者静脉曲张情况的不同,一般需要做 1 个或数个切口即可彻底清除曲张的静脉。静脉激光消融术和日间静脉切除术均可在日间手术室完成,在笔者所在医院,我们则常规联用以上两种治疗方法。所有手术步骤都是在超声介导下进行的,其目的是得到皮肤下面的"地图",这样做的好处是可以在约 1 个小时的手术过程中达到彻底清除曲张静脉的目的。

9.2 病因和疾病的自然史

皮肤表层的静脉曲张膨出可由多种原因导致,判断静脉曲张病变来源十分重要,因为这影响到后续的治疗方案。大腿小腿处的静脉曲张多由大隐静脉功能不全导致,为了尽可能减少复发概率,需将病变的大隐静脉从正常的血液循环中去除。这个理论得到了一些前瞻性随机临床试验的支持,这些试验对比了患者接受和不接受传统隐静脉剥脱术的治疗效果,结果表明未接受隐静脉切除术的患者其静脉曲张复发率要远高于接受隐静脉切除术的患者。当然,现在热消融术,无论是射频消融术或激光消融术,已经成为去除大隐静脉的常规

[注] 即为门诊手术。

方法。

大腿前部的静脉曲张通常由前副大隐静脉功能不全导致，这些静脉通常穿过膝部下行至小腿。小隐静脉（SSV）反流则导致了小腿后部的静脉曲张形成，若大腿后部也出现了静脉曲张，那么术者应考虑到小隐静脉存在向上的延伸段，可以通过多普勒超声显像鉴别，该延伸段可能汇入大隐静脉（隐间静脉）或者直接汇入股静脉。

对于找不到静脉曲张来源的患者，切除曲张的静脉可能就成为术者唯一需要做的事。Labropoulos 等人发现静脉曲张可能由原发性静脉壁缺陷所致，这种情况下反流可能局限于下肢表浅的静脉属支，而 GSV 或 SSV 的主干、穿通静脉、深静脉等处均正常，也不存在近端轴静脉的阻塞。他们的研究数据表明反流可能出现在任何静脉而不引起显著的影像学改变，即通过影像学手段也不容易寻找到静脉曲张的来源。这种现象常见于下肢外侧静脉网状膨出的患者，老年患者的外侧皮下组织及其中的 Albanese 静脉通常是扩张膨出的。其潜在的静脉高压来源通常为膝周围穿通静脉，后者在超声显像上不易成像。对于此类患者，用 18G 穿刺针做皮肤切口后，再利用钩针将静脉取出是不错的手术方案。

9.3 患者的选择

AP 主要用于去除皮肤浅层可见的曲张静脉属支。AP 具有易于操作、耐受性好的特点，并且可以与其他治疗措施联合使用。如前所述，静脉的膨出通常与潜在的静脉高压密切相关，因此对于静脉高压来源的治疗与去除曲张静脉同样重要。在行 AP 手术之前，术者必须利用超声显像对患者进行彻底的检查以明确是否存在静脉高压来源，该来源需优先于 AP 术前得到去除，或者与 AP 手术同时进行。

在患者以仰卧位躺在手术台之前，应嘱患者站立，用记号笔在皮肤表面对需要进行手术的静脉全程进行标记。患者取站立位时，由于静水压的升高使得静脉压力升高，静脉扩张，从而可在皮肤表面看见并触及这些病变静脉；当患者取仰卧位时，由于静脉压力降至 0 mmHg，原先膨出的静脉便消失了。

9.4 血管介入设备

严格来说，AP 并不属于血管介入技术范畴，但它却是血管介入手术中常见且有效的辅助手段。AP 中需要用的工具如下：

（1）浸润水肿麻醉液。

（2）手术刀。

（3）静脉钩。

（4）止血钳。

9.5 显像

我们习惯用视诊和触诊的方法来定位浅静脉,其他的研究人员可能喜欢用特殊的静脉灯对浅静脉进行透视定位。超声介导下的静脉钩牵开技术可以用于深静脉的定位。

9.6 止血抗凝

在应用肿胀麻醉后,进行 AP 手术扯离病变静脉节段时出血相对较少,同时在切口出血时,适当按压可以达到更好的止血效果,另外在麻醉液中加入肾上腺素可以促使血管收缩,进一步减少出血量。当应用点式剥脱技术对大静脉进行治疗时,往往需要较大的压力按压血管,而且有时可能会有少量出血,如果出血量较多,患者取 Trendelenburg 体位也许能控制出血。

Klein 的临床研究表明 35 mg/kg 剂量的利多卡因稀释液是比较安全有效的,浸润麻醉液中需要加入适量的肾上腺素以诱导血管收缩并且可以渐进吸收进入血液中的利多卡因。

在肿胀麻醉的前提下进行静脉手术和吸脂手术,术后发生感染的情况较少且多局限于切口部位,具体原因尚不清楚,不过有报道称可能与利多卡因浓度相关的细菌抑制作用和杀菌活性有关,在皮肤表面常见的病原菌可能对这种杀菌作用较敏感,因而较少出现深部感染。

绷带加压包扎:术后患者的穿着十分重要,因为不当的着装会导致出血、血肿、水疱形成,神经损伤以及局部缺血等情况出现。术后需环绕患肢由足部至腹股沟进行加压包扎至少 48 小时,需注意加压时要形成一个压力梯度,即由足部至腹股沟的压力应该是逐渐降低的。另外在腓骨头外侧放置一个衬垫也是十分重要的,因为这样可以有效降低传至深部的压力,从而避免造成腓浅神经损伤。

作为一条运动神经,腓深神经损伤后的后果是十分严重的。静脉手术后若患者的腓深神经受损,可出现足下垂畸形,其生活质量会严重下降,这是引起医患纠纷的常见原因之一。

术后应鼓励患者立刻活动肢体以减少血栓栓塞综合征的发生。

9.7 手术步骤

浸润水肿麻醉(见图 9-1):浸润水肿麻醉技术可以对机体进行较大范围的麻醉,并且对血管内血流动力学的影响较小,不需要全身麻醉,术后恢复较快。浸润水肿麻醉的应用使得 AP 手术得以安全便利地进行。浸

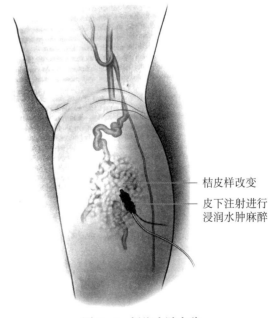

桔皮样改变

皮下注射进行
浸润水肿麻醉

图 9-1 浸润水肿麻醉

润水肿麻醉技术即在皮下骨筋膜室内浸润注入大量 0.1% 含肾上腺素的利多卡因溶液,整个麻醉过程通过皮下注射进行,医生将麻醉液缓慢注入皮下直到皮肤出现特征性橘皮样改变为止。麻醉液体进入皮下后将静脉组织和皮下脂肪分开,使得血管更容易收缩。

做皮肤切口(见图 9-2、图 9-3):最常用来做切口的工具是 11 号手术刀片、18G 穿刺针以及 15°眼科比氏手术刀片。切口大小由静脉尺寸决定,一般为 1~3 mm。笔者去除小静脉时使用的是 18G 穿刺针,而对于大静脉则需要用 11 号手术刀片做一个较大的切口。

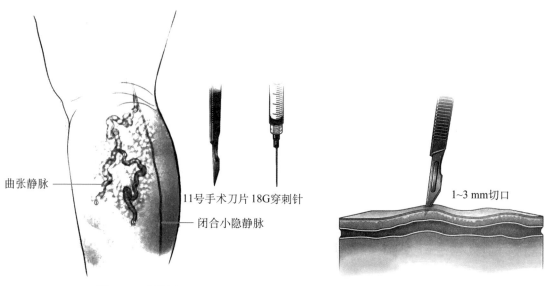

曲张静脉	11号手术刀片18G穿刺针
	闭合小隐静脉
	1~3 mm切口

图 9-2 皮肤切口(一)　　　　　　图 9-3 皮肤切口(二)

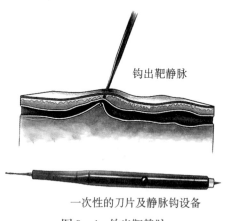

钩出靶静脉

一次性的刀片及静脉钩设备

图 9-4 钩出靶静脉

用止血钳扩大创口看似便于术中操作,但是这种做法应尽量避免,因为这样做会损伤创缘,加重术后瘢痕处色素沉着的形成。有些较为有趣的报道将沿着术前画好的标记线做切口的过程称为皮肤"文身",这也是很多术者习惯环绕静脉切开的原因。

切口方向一般垂直,这样术后环绕患肢加压包扎时可以使伤口边缘靠近,便于愈合,同时免去了伤口处缝合或粘胶带的必要。水平切口一般在膝部或者踝部手术时应用。

钩除静脉(见图 9-4):做好切口后,接下来便是用静脉钩从切口处进入钩住靶静脉,可用的工具有许多种,包括医用的静脉钩以及用于制造编织品的钩针,目前最新的设备是一次性的,可以兼容装备刀片或者静脉钩,无须更换仪器。

选择合适的静脉钩便可以将静脉从切口处取出,钩子进入创口的深度不应超过 2~

3 mm,且伸入钩子时动作应轻柔仔细以免对创缘造成不必要的损伤,伸入后则更要极端仔细地轻微移动钩子来寻找靶静脉。一旦静脉节段被钩出创口后,便使用血管钳将其钳住(见图9-5),然后缓慢转动血管钳将整条静脉牵出创口(见图9-6)。

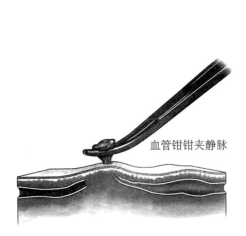

图 9-5 血管钳钳夹静脉

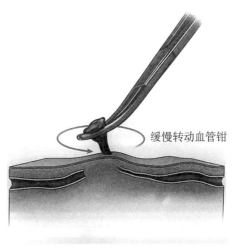

图 9-6 缓慢转动血管钳

有经验的医生可以区别静脉壁及与其相连的静脉周围组织,前者具有一定的弹性,后者则无弹性。将静脉与其周围组织分开可以更好地促进静脉收缩,暴露于伤口的静脉周围组织应在皮肤层面离断,切忌使用暴力将其扯出创口。

在将静脉取出的过程中,与静脉走行相邻的皮肤会短暂地向下塌陷,这个细节操作可以帮助术者确定下一个切口的部位,塌陷的部位即为静脉被撕脱的部位,下一个切口一般做在塌陷的皮肤附近,然后重复上述步骤直到所有曲张的静脉都被取出。尽管术前对所有曲张静脉进行了标记,但并不是所有标记的部位都需要做切口,前提是术者注意到了上述的皮肤塌陷现象。仅通过一个切口便把一大段静脉取出自然是最好也最具有挑战性的(见图9-7),然而许多病例中仅有数个较小节段的曲张静脉,这可能会使术者感到手术过程冗长乏味,但这往往是不可避免的。

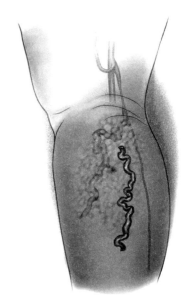

图 9-7 自一个切口将大段静脉取出

如果将静脉取出的过程较困难,我们一般采用扩大切口的办法,而不应当过分牵拉导致创缘局部缺血。为了减少切口的数量,通常一次只做一个切口(见图9-8)。如果拉扯困难或者静脉被扯断了,那么与其浪费时间在原切口处找回静脉断端,不如另做几个切口来得方便(见图9-9)。

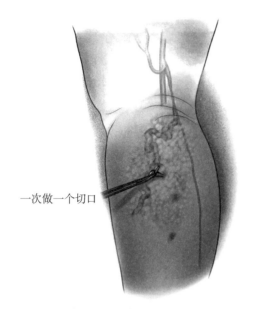

图 9-8　一次做一个切口

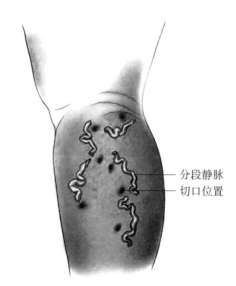

图 9-9　多个切口

在皮下脂肪较少的部位以及存在炎症改变的部位进行手术时较为困难。通常术者在膝部、胫骨前侧以及足背部等脂肪较少的部位需要消耗较长时间;另外在先前存在浅静脉血栓性静脉炎或者外伤的部位含有较多纤维成分,这也使得术者操作起来较为困难。

有些曲张静脉的血液来自穿通静脉,因此,在取出曲张静脉的同时也阻断了穿通静脉的血流,通过其垂直走行的特点以及扯断曲张静脉时病人的不适感可以发现穿通静脉,术者不断牵拉直至不再出现阻力感后便可将穿通静脉取出,术中的出血可以用指压法控制。

术后是否需要缝合伤口尚有争议。伤口可直接敞开或作简单缝合、粘贴胶带等方式封闭,大部分医生选择敞开伤口任其自然愈合,这样做可以减少术后瘢痕的形成,同时有利于血液及残余麻醉液体的引流,从而避免血肿的形成。

位于足踝部的伤口通常需要简单缝合,因为在站立位时此处的静脉压较高,频繁的走动可以有助于降低这些部位的静脉压。使用胶带闭合伤口可能导致皮肤水疱的形成,需谨慎使用。

经过术后10分钟的观察期后,对患者患肢用3层加压绷带包扎,便可令其自行离开手术室。术后轻微不适是正常现象,对于出现明显不适症状者,一般应用非甾体类抗炎药物治疗即可。

术后2天患者须返回手术室拆除绷带,同时进行超声检查以排除深静脉血栓的形成。治疗部位出现少量瘀点、瘀斑是可以接受的,它不会导致永久性的皮肤颜色改变。在开放伤口处有时可见少量血液或肿胀麻醉液渗出,这时只需要定期更换绷带即可。在拆除加压绷带后,患者需在白天着静脉曲张袜(20~30 mmHg)至少2周。

AP术后切口周围常出现局部皮肤硬化,一般经数周时间便可自行消退。偶尔会在切口处正下方出现炎性皮下结节,与皮肤硬化一样,这些皮下结节也是自限性的,一般经数月时间便可自行消退。

9.8 讨论

避免损伤其他组织：静脉外科医生必须对人体神经血管解剖学有全面深入的了解，这样才能避免损伤动脉、神经等其他组织。医生只需要注意术中的几点细节便可大大降低术后并发症的发生率。医生首先要清楚股总动脉、股浅动脉、腘动脉、胫前动脉和胫后动脉的走行，这样在探查并取出曲张静脉的过程中就能避免损伤这些结构。股深动脉和腓动脉虽然较难受累，但是在行 AP 术还是有可能损伤这两条动脉，因此如前所述，静脉钩伸入切口的深度不应该超过 3 mm。

隐神经和腓肠神经在膝部以下分别靠近大隐静脉和小隐静脉，因此较易受损。如果在用静脉钩探查的过程中钩到了隐神经和腓肠神经导致后者移位，患者通常会主诉足部放射性疼痛，这时医生应当小心释放静脉钩并温柔地将其放回原位。术中有时可见头发大小的皮神经，在钩出静脉时稍不注意可能连带将皮神经扯出，这时患者会感到一阵剧痛，通常持续 2～5 分钟后会自行好转，无须特殊处理。如果上述现象发生在膝关节或踝关节区域，患者可能出现术后感觉异常或者部分区域出现感觉迟钝，以上不适大多数都是暂时性、可自愈的。

股神经、闭孔神经、坐骨神经、胫神经、腓（总、深、浅）神经位置较深，有经验的医生在行 AP 术时一般都不会伤及这些神经。

足部 AP 术：足部的皮肤较薄且含纤维较多，而且皮下脂肪较少，对皮肤的保护作用较小，下面还有许多较重要的组织结构如肌腱、腱鞘和关节等。除此之外还有许多细小的神经分支，容易被静脉钩损伤。和在腘窝区一样，足部的 AP 术也极易损伤邻近的动脉。

眼睑 AP 术：在行眼周静脉 AP 术时需要避免因眼周静脉硬化治疗时导致的眼静脉、眶静脉及大脑静脉内血栓形成。Weiss 和 Ramelet 报道了 10 例接受 AP 术去除眼周网状蓝色静脉（扩张静脉）的患者，术后均有不错的效果，通常只需用 18G 穿刺针作一个穿刺点即可完成手术。术中应尽可能清除所有病变节段，因为留有残余节段很可能导致术后复发。术后按压穿刺点 10 分钟可有效减少瘀肿的形成，穿刺点无须作特殊处理，可迅速自愈，且不留瘢痕。

手部 AP 术：通常来说，因手部静脉曲张来寻求治疗的多为年老女性，而她们求医的原因则是因为曲张的静脉影响了美观，她们通常之前做过整容手术，因此觉得手部也需要进行"整容"以迎合颜面部的外观，而我们在与患者讨论时首先要向其强调手部静脉功能的重要性，其次再谈到治疗的弊端，我们治疗时需要进行静脉内穿刺，而穿刺部位可能选在中心静脉，这样做风险较大，患者需要进行术后住院治疗。如果上述劝阻方式失败，那么我们推荐用 AP 术进行治疗，其方法与治疗腿部静脉是相同，由于手部皮肤也较薄，因此术中需要注意的细节也与足背部手术类似，术后疗效较佳。

9.9　并发症

有经验的医生行 AP 术后患者很少发生并发症,即便有也是一些轻微不适症状。法国的一项多中心研究分析评估了 36 000 例静脉切除术,发现较常见的并发症有蜘蛛痣(1.5%),水疱形成(0.05%),色素沉着(0.03%),术后出血(0.03%),暂时性神经损伤(0.05%),永久性神经损伤(0.02%)。

在迈阿密静脉中心,在日间手术室进行了 5 000 例 AP 手术,并发症主要局限于色素沉着、蜘蛛痣、血肿、一过性皮肤感觉异常、浅静脉炎、水疱形成以及对"遗漏"静脉进行再次治疗。所有上述并发症的发生率都低于 0.5%。

9.10　与其他治疗方法疗效的比较

我们并没有把将 AP 视作可以单独治疗静脉疾病的方法,而认为它应当是与众多其他方法联合应用来达到治疗目的。治疗隐静脉主干时通常采用静脉介入热消融术与 AP 术结合的治疗方式,因为此处的曲张静脉通常是连续性的且伴有轴静脉如大隐静脉的反流存在。其他医生通常在静脉消融术后的 4 周再行 AP 术治疗,这样做的好处是可以让远离反流轴静脉血供的曲张静脉收缩,从而导致曲张静脉的数量减少,直径变小,在之后行 AP 术时所需的切口就较少。

在这里有必要提及 Monahan 的一则报道,该报道方向采用隐静脉消融术单独治疗的患者中只有 13% 的患肢所有可见的曲张静脉得到了彻底清除,这意味着还有 90% 的患者需要在隐静脉消融术后再采用其他治疗手段以达到彻底清除可见曲张静脉的目的,这也是我们多年临床经验得出的结论。

如果 AP 术后患者因发现残留有曲张的静脉而再次就诊,一般不需要再次行 AP 手术,术后 4～6 周内对患者加用硬化疗法(肉眼或超声引导下均可)即可清除残留的曲张静脉。如果确实需要再次行静脉切除术,我们推荐 3 个月之后再行手术治疗,这样可以有足够的时间让原手术部位的炎症反应消退。

AP 与 TriVex 对比:一项前瞻性随机试验研究对比了日间静脉切除术(AP)与最新的透视直光下动力静脉旋切术(TriVex)的疗效,发现术中没有明显差异,尽管在切口数目上 AP 与 TriVex 之比为 7∶1,TriVex 法占优,但这在术后外观改善上并没有实际益处。术后 52 周内静脉曲张的复发率上,TriVex 组(21.2%)要高于 AP 组(6.2%)。术后疼痛分数评估上两组并没有显著差异。

AP 与加压硬化疗法对比:一项随机控制试验研究对硬化疗法与 AP 疗法术后并发症发生率与复发率进行了比较,结果表明术后 1 年硬化疗法组的复发率(25%)要显著高于 AP 组(2%),2 年后两者复发率的差异则更显著,硬化疗法组达到了 38%,而 AP 组仍然只有 2%。

9.11 结论

AP 因其操作简单而备受欢迎,其疗效和安全性均较好,且在术后患肢外观的改善也处于可接受范围。AP 是辅助静脉介入热消融术进行隐静脉治疗的绝佳手段,这两种手段的联合应用可以使得医生只需在日间手术室,仅用 1 个小时的时间,在局部麻醉的条件下便可完全清除所有的曲张静脉。

参考文献

[1] Muller R. Traitement des varices par la phlebectomie ambulatoire [J]. Phlebologie, 1966,19:277 – 279.

[2] Jones L, Braithwaite B D, Selwyn D, et al. Neovascularisation is the principal cause of varicose vein recurrence results of a randomized trial of stripping the long saphenous vein [J]. Eur J Vasc Endovasc Surg, 1996,12:442 – 445.

[3] Winterborn R J, Foy C, Earnshaw J J. Causes of varicose vein recurrence late results of a randomized controlled trial of stripping the long saphenous vein [J]. J Vasc Surg, 2004,40:634 – 639.

[4] Dwerryhouse S, Davies B, Harradine K, et al. stripping the long saphenous vein reduces the rate of reoperation for recurrent varicose veins:five-year results of a randomized trial [J]. J Vasc Surg, 1999, 29:589 – 592.

[5] Sarin S, Scurr J H, Coleridge Smith P D. Stripping of the long saphenous vein in the treatment of primary varicose veins [J]. Br J Surg, 1994,81:1455 – 1458.

[6] Min R J, Khilnani N, Zimmet S E. Endovenous laser treatment of saphenous vein reflux long-term results [J]. J Vasc Interv Radiol, 2003,14:991 – 996.

[7] Merchant R F, Pichot O, Myers K A. Four-year follow-up on endovascular radiofrequency obliteration of great saphenous reflux [J]. Dermatol Surg, 2005,31:129 – 134.

[8] Labropoulos N, Kang S S, Mansour M A, et al. Primary superficial vein reflux with competent saphenous trunk [J]. Eur J Vasc Endovasc Surg, 1999,18:201 – 206.

[9] Weiss R A, Goldman M P. Transillumination mapping prior to ambulatory phlebectomy [J]. Dermatol Surg, 1998,24:447 – 450.

[10] Klein J A, Tumescent technique for local anaesthesia improves safety in large-volume liposuc-tion [J]. Plast Reconstr Surg, 1993,92:1085 – 1098.

[11] Keel D, Goldman M P. Tumescent anaesthesia in ambulatory phlebectomy:addition of epinephrine [J]. Dermatol Surg, 1999,25:371 – 372.

[12] Schmid R M, Rosenkranz H S. Antimicrobial activity of local anaesthetics:lidlocaine and procaine [J]. J Infect Dis 1970;121:597.

[13] Almeida J I, Raines J K. Principles of ambulatory phlebectomy [M]. In:Bergan J J, ed. The vein Book. San Diego Elsevier, 2007,247 – 256.

[14] Ramelet A A. Complications of ambulatory phlebectomy [J]. Dermatol surg, 1997,23:947 – 954.

[15] Weiss R A, Ramelet A A. Removal of blue periocular lower eyelid veins by ambulatory phlebectomy [J]. Dermatol Surg, 2002,28:43 – 45.

[16] Olivencia J A. Complications of ambulatory phlebectomy review of 1,000 consecutive cases [J]. Dermatol Surg, 1997,23:51 – 54.

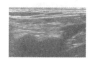

第 10 章

静脉曲张复发的介入治疗

10.1 历史背景

静脉曲张的复发率一般为 20%，而术后 10 年内的复发率则高达 70%。目前对高达 25% 的病例进行的治疗是针对复发性静脉曲张的，因此占用了相当一部分卫生保健资源。在这里需要指出对复发性静脉曲张患者进行手术治疗其再发风险要明显高于初次手术治疗的患者，不过在应用静脉介入技术后这个风险降低了很多。

10.2 病因和疾病的自然史

曾接受过静脉高位结扎和剥脱术治疗的患者常出现静脉曲张的复发，这些静脉的解剖分布变化较大。传统剥脱术后常有新生血管形成，这被人们认为是导致静脉回流至腹壁和会阴受阻的原因，撇开机制不谈，最终的后果便是导致大腿及其以下部分的静脉再次出现反流。

各种因素共同导致了静脉曲张的复发，由于缺少可观样本量的前瞻性研究，各种因素在致病时所占的比重尚不能确定。我们对静脉曲张复发患者进行了临床彩色多普勒超声显像检查（CFDI），总结出了以下几种常见病因。

10.3 讨论

10.3.1 高位结扎剥脱术后复发

所有静脉曲张复发的患者均应接受 CFDI 检查。检查时常发现腹股沟处的一条甚至数条静脉属支上有下行至大腿的新生血管形成，这些属支上形成的新生血管可能与另一条静脉属支、穿通静脉甚至是大腿或小腿处残留的大隐静脉相连（见图 10-1、图 10-2），反流的血液便能进入这些靠近皮肤表面扩张的静脉属支，导致其曲张可见。在大多数病例中，我们都是采用微穿刺套装穿刺进入位于皮肤深面，走行垂直且功能不全的轴静脉节段，该套装一般含 4-Fr 微导管鞘，我们可以通过它将 400 μm 或 600 μm 直径的激光光纤置入靶静脉，随后在静脉周围肿胀麻醉的条件下，用常规手段对病变静脉进行热消融术治疗。位于皮肤浅层的扭曲病变静脉节段由于无法容纳导丝的进入,因此对这部分静脉我们采用超声介导下泡沫硬化疗法进行治疗(见图 10-3)。

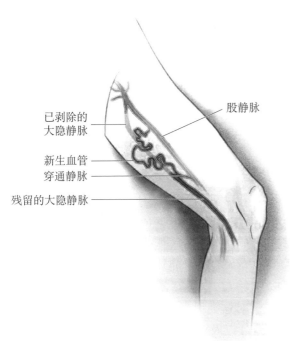

图 10-1 新生血管形成

图中标注:
已剥除的大隐静脉
股静脉
新生血管
穿通静脉
残留的大隐静脉

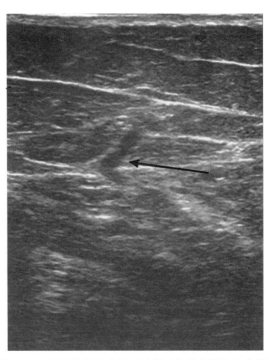

图10-2 复发的静脉来源于功能不全的大腿中部穿通支

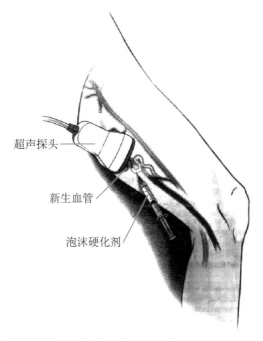

图中标注:
超声探头
新生血管
泡沫硬化剂

图 10-3 泡沫硬化剂在超声引导下治疗复发曲张静脉

最后,再对所有在皮肤表面可见的曲张静脉进行日间静脉切除术治疗即可。以上 3 种治疗手段同时应用可以得到非常可观的治疗效果。这类患者术前均会被告知此次治疗只能暂时缓解疾病的进展,他们未来可能还要接受进一步的"修补"治疗。

10.3.2 静脉切除术(GSV 未剥脱)后复发

除上述患者外,我们这里还经常接受在外院进行静脉切除术治疗后复发的静脉曲张患者。这类患者的患肢在接受 CFDI 检查时可见一条粗大且功能不全的大隐静脉自腹股沟处下行直至小腿处大量曲张静脉集簇的部位。这类患者接受常规的大隐静脉热消融术或射频消融术,并对曲张静脉辅以日间静脉切除术,可以得到较好的治疗效果。

10.3.3 激光或射频消融术(未行静脉切除术)后复发

有些在外院就诊过的患者来我院就诊时自诉曾经接受过大隐静脉消融术,但只获得了短暂的"疗效",即小腿中部的病变静脉丛在接受治疗后立刻恢复了正常,但是随着时间的推移,这些静脉丛又重新充血扩张。我们对这类患者进行 CFDI 检查时,发现他们的大隐静脉都成功得到了治疗,但是那些曲张的静脉丛又与功能不全的穿通静脉形成了连接,与之相连的通常是位于小腿上部的 Boyd 穿通静脉。这种无法治愈的"静脉蓄水库"现象表明了在静脉低阻力的情况下,早晚会有其他来源的反流形成。对这类患者的治疗包括超声介导下硬化疗法或穿通静脉热消融术(根据穿通静脉大小决定)以及治疗曲张静脉丛的日间静脉切除术。

还有些患者在术前检查时发现了两处表浅轴静脉反流所致的静脉高压来源,但在治疗时只成功治愈了其中一处,这类患者通常是病变的大隐静脉消融成功,而其功能不全的前副大隐静脉并未得到治疗,其结果是术后直接延续与大隐静脉的静脉曲张得到显著改善,而远离 GSV 的静脉曲张症状则稍有改善或无改善。对这类患者我们采用对前副大隐静脉进行热消融术联合日间静脉切除术的方法进行治疗。

10.3.4 GSV 消融术后症状未得到改善

如果患者在外院接受大隐静脉消融术后发现症状没有任何改善而至我院就诊,这时我们就要考虑到误诊的可能。大部分此类患者只是典型的单纯性小隐静脉功能不全,但是先前的医生在进行对患者行 CFDI 检查时没有观察小腿后部,因而导致了漏诊、误诊的出现。小隐静脉激光或射频消融术联合日间静脉切除术可以很快地解决这个问题。

30% 的腓肠肌静脉丛功能不全的患者伴有静脉曲张,许多医生不会对该处的静脉进行治疗。同样的,在小腿后外侧部与腓肠肌静脉丛相连的穿通静脉也常被忽视,但我们认为这正是静脉曲张复发的根源所在。这类患者根据其症状及体征的严重程度,我们可能会选用超声介导下硬化疗法对腓肠肌静脉丛进行治疗,但是很明显此举会因该处静脉缺乏有效的临床实验数据而备受争议。

10.4　与其他治疗有效性的对比

有关静脉曲张复发进行介入治疗的研究报道较少,之前提到的技术是我们在应用标准静脉介入术的原则的基础上,自行研究得出的结果。笔者得出的结论是"如果病变静脉是笔直的——热消融烧毁之,如果病变静脉是扭曲的——泡沫硬化之,如果病变静脉在皮肤表面可见(笔直或扭曲)——直接切除之"。

图 10 - 4 描述的是一个我们常用的典型的治疗过程:导管鞘停留在残留的隐静脉节段内(用于传送激光能量),装满泡沫硬化剂的注射器与导管鞘的侧开口连接,准备将泡沫注入新生血管区域——患者病变的静脉已做好标记准备等待接受静脉切除术治疗。我们对数百例静脉曲张患者用此类方法治疗后均没有出现并发症,且经我们的静脉介入方法治疗后的患者其复发多半与疾病的自然进展有关,并且可以再次用相同的方法对其进行治疗。

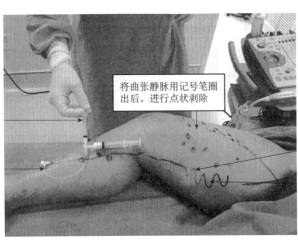

图 10 - 4　静脉曲张复发的典型治疗过程

参考文献

[1] Negus D. Recurrent varicose veins; a national problem [J]. Br J Surg, 1993,80:823 - 824.

[2] Rivlin S. The surgical cure of primary varicose veins [J]. Br J Surg, 1975,62:913 - 917.

[3] Royle J P. Recurrent varicose veins [J]. World J Surg, 1986,10:944 - 953.

[4] Hayden A, Holdsworth J. Complications following re-exploration of the groin for recurrent varicose veins [J]. Ann R Coll Surg Engl, 2001,83:272 - 273.

[5] Chandler J G, Pichot O, Sessa C, et al. Treatment of primary venous insufficiency by endovenous saphenous vein obliteration [J]. Vasc Surg, 2000,34:201 - 214.

—— 第 11 章 ——

蜘蛛痣的治疗

11.1 历史背景

尽管对于静脉曲张的治疗技术已日趋精湛,但对于毛细血管扩张症的治疗直到 20 世纪 30 年代才有人进行尝试。Biegeleisen 首先尝试将硬化剂注入毛细血管扩张区域的静脉周围,之后他又用自制的微穿刺针成功地完成血管内硬化剂的注入,但是治疗效果均令人失望,究其原因主要与硬化剂有关,早期的鱼肝油酸钠等硬化剂腐蚀性太大,因而达不到预期的治疗效果。直到 20 世纪 70 年代新型腐蚀性较小的硬化剂如 STS、高渗生理盐水等的出现,人们才再次开始尝试对毛细血管扩张症进行治疗,这些硬化剂的出现推动了治疗发展,Foley 的一篇有关这项新技术的文章也开始受重视,越来越多的人都投入到毛细血管扩张症治疗的研究当中。

11.2 病因

虽然有关毛细血管扩张症的研究尚在继续,但是目前人们已达成共识,认为毛细血管的扩张是由数种原因导致的,它们可能单独致病,但更可能是与其他致病因素共同作用而导致毛细血管的扩张。目前的研究认为腿部毛细血管静脉扩张是由各种原因和条件导致的静脉高压引起的。毛细血管扩张症根据病理生理学机制可分为遗传性/先天性、获得性和医源性。其中遗传致病因素包括鲜红斑痣(葡萄酒色改变),蜘蛛痣(蛛网样毛细血管扩张,也可能由后天获得性疾病导致)以及 Klippel-Trenaunay 综合征(KTS);先天致病因素包括 Maffucci 综合征和 Rothmund-Thomson 综合征(皮肤异色病);获得性致病因素包括原发性皮肤异常,如静脉曲张、慢性苔藓样角化病,以及继发性皮肤异常,如红斑狼疮、胶原代谢障碍、肥大细胞增多症(永久性斑疹样毛细血管扩张)。除此之外,激素(雌激素、孕激素)的影响在导致毛细血管扩张的过程中也起到重要作用;怀孕,尤其是受孕前几周内患毛细血管扩张症的风险极高;服用避孕药片,月经来潮,排卵前均会加重毛细血管扩张的症状,同时掩盖了静脉的生理作用。局部大剂量应用类固醇物质也已证实为致病因素之一。最后,一些身体缺陷,如创伤(挫伤)感染等也被认为是致病因素。表 11 - 1 分类列举了导致下肢皮肤表面毛细血管扩张的所有可能的病因。

表 11-1　导致下肢皮肤表面毛细血管扩张的病因

基因/先天因素
血管痣
葡萄酒色痣
K-T 综合征
蜘蛛痣
匍行性血管瘤
Bockenheimer 综合征

先天性神经血管病
Maffucci 综合征
先天性血管萎缩性皮肤异色病
原发性进行性毛细血管扩张症
大理石样皮肤毛细血管扩张症
新生儿弥漫性血管瘤
获得性疾病继发皮肤改变

胶原血管病
红斑狼疮
皮肌炎
进行性系统性硬化症
冷球蛋白血症

其他
持久斑疹性毛细血管扩张(肥大细胞增多症)
HIV(HTLV-Ⅲ)

原发皮肤疾病的表现
静脉曲张
慢性苔藓样角化病

其他获得性/原发性皮肤疾病
糖尿病脂性渐进性坏死
毛细管炎(毛细血管扩张性环状紫癜)
恶性萎缩性丘疹(Degos 病)

性激素因素
怀孕
雌激素治疗
外用皮质类固醇制剂

物理因素
光化性新生血管和/或血管扩张

外伤
挫伤
手术切口

感染
广泛性特发性毛细血管扩张症
侵袭性上升型毛细血管扩张症
HIV(HTLV-Ⅲ)
放射性皮炎
火激红斑(热/红外线照射)

毛细血管扩张症还与很多因素有关,有些没有列举在表 11-1 中,现挑选一些较常见的因素列举如下:

(1) 年龄(50～60 岁为疾病高发期)。

(2) 女性。

(3) 职业和生活方式:久坐的职业及生活习惯易患毛细血管扩张症。如血管硬化等。

(4) 暴晒。

(5) 治疗产生的辐射(见图 11-1～图 11-8)。

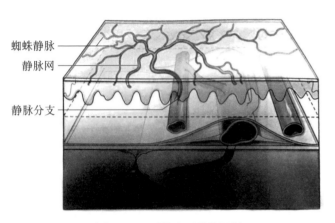

蜘蛛静脉
静脉网
静脉分支

图 11-1　正常皮下静脉解剖

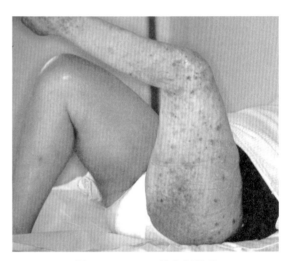

图 11-2　K-T 综合征患者

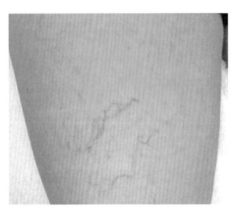

图 11-3　蜘蛛静脉

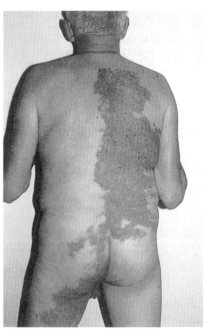

图 11-4　玫瑰痣[1]

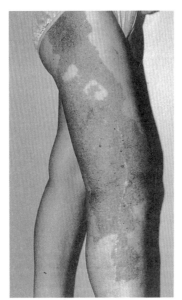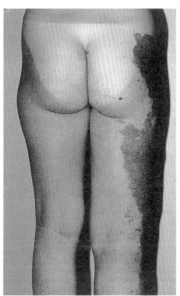

图 11 - 5　K - T 综合征患者,右腿从脚趾到臀部有静脉曲张及葡萄酒色痣[11]

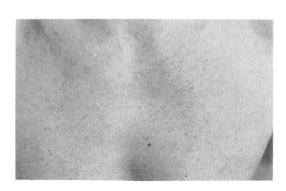

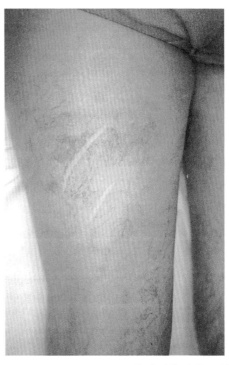

图 11 - 6　50 岁白人妇女因长时间日照出现广泛的红色毛细血管扩张[11]

图 11 - 7　女性患者 18 年前接受静脉曲张剥脱及结扎术,术后数周手术区域即出现广泛的毛细血管扩张[11]

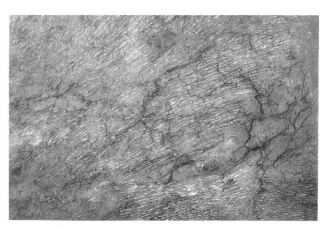

图 11 - 8　放疗引起的毛细血管扩张[11]

11.3　患者的选择

  患有蜘蛛痣的患者往往会因为疾病影响到外观而感到烦恼。与所有其他疾病治疗流程一样,在选择蜘蛛痣患者时首先要对其进行全面的病情评估,这个评估并不仅局限于疾病本身,还包括患者的用药史、主诉、家族史以及患者的治疗期望等,在进行以上评估的基础上,医生才能判断治疗是否能解决患者的诉求。有时毛细血管扩张仅仅是全身性系统性疾病的一种表现,如静脉功能不全,如果患者确实存在静脉功能不全,那么在治疗蜘蛛痣之前首先要恢复患者的静脉功能,否则持续的静脉高压会阻碍蜘蛛痣的治疗效果。其次,医生要判断患者的期望是否现实可行,医生应将整个治疗情况向患者解释清楚,让患者明白治疗是自愿的,也不一定有很明显的健康收益,而且为了达到较好的疗效,往往需要接受多种手段的治疗,有些患者在得知以上信息后可能会选择放弃治疗。与其他有创操作一样,术前需对患者进行风险和收益评估,选择合适的治疗方案,然后向患者告知所有术中或术后可能出现的不良反应及并发症。最后,医生还要告知患者蜘蛛痣是无法完全治愈的,随着疾病进展,患者以后可能会在其他的部位再次出现毛细血管扩张。

  尽管蜘蛛痣的治疗并不存在绝对禁忌证,但是对一些存在其他慢性疾病,术前需要适当服药控制病情,而对存在可能增加术后并发症风险的疾病的患者更要极为小心。举例说明,糖尿病和外周血管疾病会增加严重并发症如静脉溃疡的发生率;一些药物,如米诺环素、异维甲酸等需在术前停用一段时间,否则会导致严重的不良反应的发生。

11.4　血管介入仪器

  蜘蛛痣治疗的基础介入仪器包括用来穿刺的穿刺针和用来注入硬化剂的注射器。用于蜘蛛痣穿刺的针头一般为 30G 大小,有时可能会用到 27G 的蝴蝶型静脉留置对较大的网状静脉进行穿刺。比较小的穿刺针(33G)也勉强可用,但是用它对皮肤进行穿刺时容易弯曲变形。

注射器的大小范围为 1 ml 的结核菌素注射器到 3 ml 注射器。大多数人习惯用 3 ml 注射器,因为后者在推注时阻力更小且更易于精确控制,尤其是当注射器内液体仅有 2 ml 的时候。

手术室需要满足的条件包括适合患者的手术台、舒适的温度以及充足的光线。手术台的高度要适合医生进行穿刺,即医生坐在凳子上时双腿位于手术台下方,且无须斜靠在手术台上进行穿刺;室内光线要足够明亮且能够提供合适的间接照明以避免病人皮肤局部出现刺眼的亮光。

术前需准备的材料包括酒精纱布、棉球、胶带以及一些加压材料如 Ace wraps、Coban 外科绷带等。病人可以使用自备的静脉曲张袜,或花较多的钱购买厂商提供的静脉曲张袜。

最后也是最重要的一部分,是急救设备的准备。危及生命的并发症很少出现,但这并不代表没有。基础急救设备包括氧气、呼吸机、气管插管装置,肾上腺素、类固醇、抗组胺药物等。

11.4.1　静脉显像

蜘蛛痣给患者带来的困扰主要是影响美观,因此对这类患者都是在静脉可视状态下进行治疗的,而以下几种设备可能有助于达到上述目的。

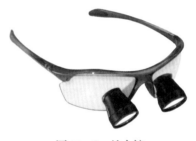

首先最重要的设备是放大镜,这可以帮助医生对更小的静脉进行穿刺,尤其是那些直径小于 1 mm 的静脉,镜头的放大倍数一般为 2.5 倍,足以提供清晰的视野供术者进行穿刺操作(见图 11 - 9)。

图 11 - 9　放大镜

除放大镜还可以通过许多其他探照设备透过皮肤看见需治疗的静脉。静脉灯就能透视皮肤,辅助医生看见位置较深,肉眼不易看见的静脉,这些探照灯发出的光被静脉内的血液吸收后可在相应部位出现"阴影"。偏振光也被用来透视皮肤深面的静脉,且成像更清晰(见图 11 - 10)。

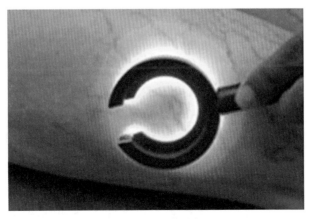

图 11 - 10　静脉灯

Syris 偏振光放大器(Syris、Gray、ME)也可以透过皮肤照明深处的静脉,形成较良好的手术视野(见图 11 - 11)。

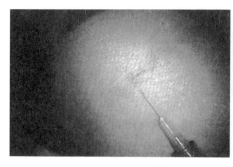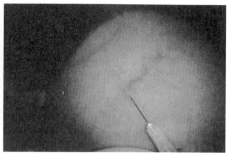

图 11 - 11　Syris 偏振光放大器

红外光成像技术也用于蜘蛛痣治疗。红外灯可以辅助术者看见表皮深面数毫米的范围,其原理如下:红外灯发出的红外光照射至含有血红蛋白的红细胞后,被反射至皮肤表面,采用静脉观察仪(Vein Viewer)或特殊的照相机便可探查到这些血管,这在用来寻找导致蜘蛛痣形成的"充血"网状静脉时十分有用(见图 11 - 12)。

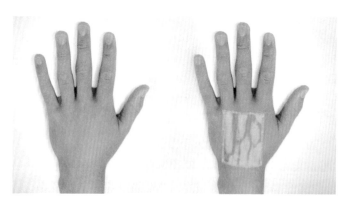

图 11 - 12　静脉观察仪

多普勒成像也是不错的办法,它最主要用于静脉功能不全的诊断,但也可以用于术中引导静脉曲张等疾病的治疗。最新的高频探头(15~17 MHz)可以帮助发现直径 1~2 mm 的极小静脉,网状"充血"静脉也能清晰显影,且可发现网状静脉内存在的反流,而后者很可能是导致蜘蛛痣形成的主要原因。

11.4.2　硬化剂

用于蜘蛛痣治疗的硬化剂可以分为以下三大组:①清洁型硬化剂;②高渗性硬化剂;③化学刺激物。以上分类包含了绝大多数在美国用来治疗蜘蛛痣的硬化剂。

清洁型硬化剂主要有十四烷基硫酸钠(STS)和聚多卡醇(POL)。这类硬化剂通过攻击内皮细胞表面的脂质成分产生破坏作用。STS 自 1946 年起便开始使用,在美国由

BionichePharma 公司生产制造,用于治疗蜘蛛痣的 STS 浓度范围为 $0.05\%\sim0.5\%$,还可根据需要制作成泡沫型硬化剂;POL 用于治疗蜘蛛痣的适宜浓度为 $0.25\%\sim1\%$,同样可以制作成泡沫形态。

高渗性硬化剂主要有高渗生理盐水、高渗葡萄糖溶液、鱼肝油酸钠,以及高渗盐水和高渗糖水的混合物。这类硬化剂通过渗透作用使内皮细胞脱水而产生破坏作用。高渗盐水的使用浓度范围为 $11.7\%\sim23.4\%$,高渗葡萄糖溶液的浓度一般为 75%,但可以根据需要对其适当稀释,加拿大的 Omega 实验室将 10% 高渗盐水和 25% 高渗糖水混合,生产制造了一种名为 Sclerodex 的硬化剂。

11.5 穿刺与缝合

如前所述,对较大血管可以在肉眼观察下进行穿刺抽吸血液,而对于视诊难以发现的较小静脉,则采用触诊的方式进行定位穿刺。对注射器活塞施加稍许压力便可看清较小的血管并直接进行穿刺,当看见硬化剂进入静脉后,便表明穿刺成功。穿刺时用力需轻柔以免引起皮下疱疹的形成,若已经发现疱疹形成,应立即停止注入硬化剂,并寻找新的部位再次进行穿刺。较大的静脉如网状静脉,在注入硬化剂前通常需要抽空静脉内的血液,抽吸和注射的过程应该是没有阻力的,若医生在注射时感到阻力存在,则表明针头很有可能已经穿透静脉,此时应立即停止注射。穿刺后需进行缝合或止血,拔出针头后需用指压法按压穿刺点数分钟,之后可在伤口上放一棉球,并用无创胶带如纸胶带进行固定,以进一步达到止血的目的。

11.6 手术步骤

在征得患者同意并对患者进行术前教育后,接下来便是对患者需要治疗的部位进行影像检查并记录在案,以便与治疗后的情况进行对比,这对医生和患者来说同样重要,一般来说至少需要 4 张基本影像图片以及一些放大特写影像图片。

在术前影像检查结束后,便可令患者取仰卧位躺在手术台上,略成头低脚高位。如前所述,手术台的高度要适合医生进行穿刺注射,且需要有良好的间接照明,患者的皮肤表面不能出现强光点。术前需用酒精擦拭治疗部位的皮肤,这样做除了为了满足无菌条件外,还可以去除皮肤表面坏死的角质层,使得静脉更易被医生看见。

如果术前明确定位反流来源部位,那么治疗便从该处开始;如果术前尚不能明确定位反流来源部位,那么应当选择较接近该处的部位开始治疗。对于后者情况,应先治疗大静脉,再治疗较小的静脉。病变部位位于外侧静脉丛区域的患者,我们可以假设其反流来源为膝周围穿通静脉,通常位于膝部上方(见图 11 - 13)。

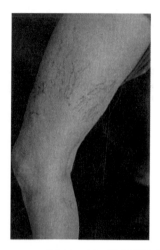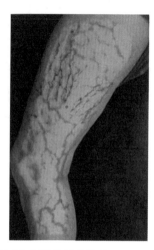

图 11 - 13　静脉观察仪下的大腿外侧静脉<u>丛</u>

　　确定治疗部位后,通常先对"补给"静脉(即反流源头)进行治疗,再转向"蜘蛛"静脉进行治疗,因为硬化剂在注入"补给"静脉后,通常会流向"蜘蛛"静脉,这样便能同时有效地治疗"补给"静脉和"蜘蛛"静脉。穿刺过程也如前所述,是在负压吸引清除静脉血后进行的,这样便于确定穿刺针是否进入网状"补给"静脉内。注射过程应平滑进行,推动活塞的力量要很小,注射剂量根据网状静脉的大小决定,网状静脉的直径一般为 1~3 mm,按平均 2 mm 来算,每 5 cm 节段需要硬化剂 0.16 ml,那么对 15 cm 的静脉进行治疗则需要硬化剂 0.5 ml。静脉灯、静脉观察仪、偏振光放大器在静脉显像上有时能有帮助(见图 11 - 14、图 11 - 15)。

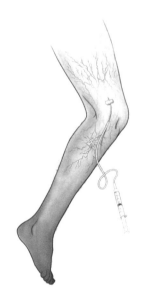

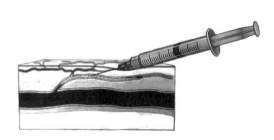

图 11 - 14　大腿外侧网状静脉硬化剂治疗　　　　图 11 - 15　泡沫硬化剂注入网状静脉

　　医生在进行注射前需选择合适的硬化剂类型和浓度,一般来说有 0.5%~1.0% 的液态 STS 和 0.25%~0.5% 的泡沫 STS 可供选择。若选用 POL,则有 0.75%~1% 的液体形态和 0.5%～0.75% 的泡沫形态两种选择。其他的硬化剂有 23.4% 的高渗盐水,66% 的葡萄糖溶液等。

治疗好网状"喂养"静脉后,对蜘蛛痣区域可立即进行治疗,也可选择二期治疗。治疗"蜘蛛"静脉时,穿刺过程一般是通过肉眼观察以及针头和活塞处的触感变化进行判断调整的,当针头成功刺入静脉时,术者会感到阻力下降(落空感),此时轻推活塞将硬化剂注入即可,若发现有任何硬化剂渗出迹象,应立即停止注射。

注射剂量依据静脉大小而定,基本剂量为直径 1 mm 的静脉,每 13 cm 长仅需硬化剂 0.1 ml。在实际操作过程中,有经验的医生一般通过目测法便能准确估算出合适的注射剂量。在推动活塞注射器时动作应缓慢轻柔,直到大约 0.1 ml 的硬化剂进入静脉为止。

注射结束后,针头需停留在原处约 30 秒,这样做可以增加硬化剂与静脉壁的接触时间,提高治疗效果。硬化剂及其浓度的选择根据"蜘蛛"静脉的大小及医生的喜好而定,通常有以下几种选择:0.05%～0.25% 的 STS,0.25%～0.5% 的 POL,11.7% HS(高渗盐水),48% 的甘油(利多卡因稀释)。注射的总量则由硬化剂的类型和浓度决定,举例说明,3% STS 可注射的最大剂量为 10 ml,这意味着用 0.25% STS 进行治疗时,最大注射量可达 120 ml(见图 11-16)。

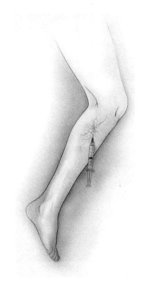

图 11-16　治疗网状静脉后再进行蜘蛛痣硬化剂治疗

多数人建议每次注射后应立即在注射部位放一个棉球,这样做可以使血液迅速凝结成块,以达到止血、压缩静脉、防止血液流入治疗静脉的目的,无创胶带如纸胶带可用来固定棉球。之后可用泡沫垫、Ace wraps 或静脉曲张袜对患者进行进一步的加压包扎。有数据表明术后着静脉曲张袜数周可有效减少皮肤颜色改变等不良反应的发生,但是在疗效改善方面并没有得到数据支持。

许多医生会建议患者术后抬高患肢,鼓励患者活动患肢,并告知患者避免洗热水澡,目的是为了降低静脉压以避免静脉膨胀肥大,不过目前尚没有支持以上做法的研究报告出现。

后续治疗一般在几天到几个月后进行,这是因为多数医生担心短期内对同一部位反复进行治疗会增加感染风险甚至导致一些不良反应的出现。上述看法同样没有得到数据支持。

11.7　讨论

泡沫硬化疗法的出现极大地提高了静脉曲张硬化疗法的疗效,但是其对蜘蛛痣治疗的贡献则不是那么明确。由于血液的稀释作用,只有在注射硬化剂前将病变血管内的血液吸除干净,泡沫状态的硬化剂增加与静脉壁接触面积的作用才得以显现。随后这些泡沫使得静脉壁增厚,管腔变小,导致血流量减少,通过注射后轻压注射器的活塞也可以达到上述效果。对网状"喂养"静脉使用泡沫硬化剂的效果更好,因为这些静脉通常较大且不易通过肉眼发现。

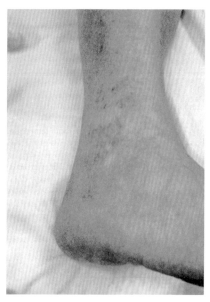

图 11-17　网状"喂养"静脉

泡沫硬化疗法由于导致空气进入了血液循环,因而也可能导致严重的并发症出现。有数篇文章报道了术后神经性并发症的出现,这可能与使用 CO_2 取代空气作为气态成分有关,CO_2 可以迅速溶解在血液中,而空气中的氮气则不溶于血液。

若"蜘蛛"静脉不断发展并纠缠在一起(matting),这时硬化疗法的效果就不显著了,"matting"是由经治疗区域表面上新生的蜘蛛静脉网络形成的,这些区域通常辅以其他治疗后或许能有改善,如若不能,则需要对该区域进行进一步的病情评估。有多种影像学设备可以对由隐静脉或穿通静脉功能不全导致的静脉高压状态进行评估,超声显像可能发现潜在的需要治疗的反流静脉;静脉灯及红外光显像,如静脉观察仪和偏振光发射器等,可以帮助发现导致蜘蛛痣的罪魁祸首——网状"喂养"静脉(见图 11-17)。

术中病人最常出现的主诉是疼痛,以下几种方法可以用于缓解减轻术中产生的疼痛。在注射液中加入利多卡因,或者局部应用利多卡因、EMLA 等局麻药对治疗区域进行局部麻醉可以有效地减轻针刺带来的疼痛,但是此法对于硬化剂本身造成的疼痛无任何效果,因此各种力求将疼痛最小化的操作技术不断开发出来。其中一种技术在南美应用较普遍,方法为使用冷却到零下 30° 的高渗溶液进行注射,这种冷溶液不仅可以起到麻醉效果,同时还能延长硬化剂与静脉壁的接触时间,因为低温状态下硬化剂较常温更具有黏性,不易消散。除上述作用外,提倡使用此法的人认为这种溶液还能提高手术疗效。

如果病变区域经治疗后数周仍无明显好转,可以考虑使用其他类型、强效、高浓度的硬化剂再次进行治疗,以求得到更好的结果。当然,在进行尝试前首先要明确是否有潜在的问题被忽略了,如功能不全的静脉是术前必须找全并予以定位,同时还要对"喂养"静脉进行评估以明确其是否得到很好的治疗。对病变区域进行超声复查可能发现首次评估检查时没有发现的问题,之前提到的各种静脉显像技术也能一定程度上帮助发现并定位"喂养"静脉,解决这些"喂养"静脉后才能成功地治疗蜘蛛痣区域的病变静脉。

11.8　并发症及不良反应

硬化疗法治疗蜘蛛痣和静脉曲张出现的术后并发症较多且种类多样,但它们通常都是暂时性的,可自愈的,并不会导致严重的后果。现将一些最常见且危害较小的并发症和不良反应列举如下:

(1) 注射部位疼痛。

(2) 水肿。

(3) 注射部位皮肤出疹(风团)。

（4）胶带粘贴部位形成水疱、毛囊炎。

（5）色素沉着。

（6）复发。

（7）其他情况如皮肤颜色改变（staining），新生蜘蛛静脉网络形成（matting）。

以下列举一些较少见但较严重的并发症和不良反应：

（1）神经损伤。

（2）浅静脉栓塞性静脉炎。

（3）肺栓塞和深静脉血栓（DVT）。

（4）空气栓塞。

（5）硬化剂误入动脉导致其他血管的坏死。

（6）过敏反应。

（7）皮肤坏死。

11.8.1　疼痛

疼痛和不适有时难以忍受，不过目前有许多方法可以消除或者减轻这种不适。导致术中疼痛和不适的主要有以下因素：注射部位、注射技术、硬化剂以及针头本身。足踝部、膝内侧部和/或大腿上内侧部在接受治疗时产生的不适最为明显。应用尽可能小的硅树脂斜面针头，硬化剂内加入少量利多卡因，缓慢注入静脉后立即进行按摩，以上方法均可以很好地防止和减轻术中的疼痛和不适感。

硬化疗法中所使用的高渗溶液是导致疼痛和不适的主要原因之一，但是只需在其中加入少许 2％非酸性的利多卡因，缓慢推注不超过 0.1 ml 的剂量，并在注射后及时进行按摩即可明显减轻疼痛和不适症状。然而加入利多卡因虽然对疗效不会有影响，但会增加过敏反应的风险。使用甘油作为硬化剂时需加入 1％利多卡因，且每个治疗位点注射不超过0.1 ml 可以有效防止疼痛和痉挛症状。使用 STS 或 POL 作为硬化剂时，目前的技术手段一般不会引起疼痛，不过若 STS 不慎进入静脉周围组织，则会引起疼痛。

患者术后只需穿着合适的压力梯度长裤（静脉曲张袜）1～2 周，暂时性疼痛和不适症状便能很快缓解。若疼痛较剧烈或无法缓解，则应考虑患者有出现静脉血栓和炎症的可能。

11.8.2　水肿

暂时性水肿可由以下因素导致：治疗部位的基础状态不佳，血管内外环境的差异较大，内皮的渗透性较高，硬化剂的效力过强，硬化剂的注入剂量过多，以及术后未对患肢进行合适压力梯度的包扎（止血作用）。

蜘蛛痣治疗后水肿在踝关节以下的治疗部位最常出现，当然在其他治疗部位也偶尔会有水肿现象。每侧踝部注射剂量限制在 1 ml 以内可以较好地防止和减轻水肿症状产生。炎症及由其引起的血管周围水肿程度与硬化剂的效力和患者自身状态有关，这些状态包括肥大细胞情况（敏感性），用药情况［如非甾体类抗炎药（NSAIDs）、皮质醇等］及硬化剂过敏史。术后着静脉曲张袜 3 周，或局部应用皮质醇药物以增强机体的抗炎反应都能有效减轻水肿症状。患者必须学会正确穿着静脉曲张袜,且清除那些因表面静脉曲张袜穿着不当,而有可能发展为水肿的因素。

11.8.3 皮肤出疹(风团)

局部皮肤出疹一般发生于注射部位,仅持续数分钟,是一过性刺激导致组胺释放的结果。这虽然是一过性的并发症,但必须与敏感体质所致的全身性过敏反应鉴别,后者可能带来十分严重的后果。

局部皮肤瘙痒的程度可能与硬化剂的效应相关,风团的出现与过量使用 POL 和 STS 有关。预防和治疗手段包括治疗后立即在注射部位局部应用皮质醇药物,严格限制每个部位硬化剂的注射剂量等。

11.8.4 水疱和毛囊炎

水疱和毛囊炎的发生通常与用来固定衬垫的胶带有关。水疱好发于以下情况:
(1) 夏季(易出汗且湿度大)。
(2) 瘦弱患者。
(3) 年老患者和皮肤较脆弱的患者。
(4) 膝部后方(腘窝),大腿上方以及其他运动较多的部位。

使用黏性较大的胶带的患者较使用黏性小的胶带的患者,如使用纸胶带的患者更易出现水疱。尽管水疱的危害很小,但必须对其仔细检查以明确这是否是过敏反应、感染的结果或是皮肤坏死的前驱症状。着静脉曲张袜时使用筒形绷带固定支持衬垫可以避免水疱的形成。如水疱没有自行吸收,可以使用液状敷料覆盖于水疱表面。

与水疱一样,毛囊炎的发生也与胶带有关且夏季好发。治疗手段包括局部应用抗生素,如庆大霉素、红霉素,和/或应用抗菌清洁剂如洗必泰(hibiclens)。这类并发症通常是自限性的,或者局部应用抗菌药物即可治愈。毛囊炎很少需要全身应用抗生素。

11.8.5 色素沉着

不考虑硬化剂的使用类型,色素沉着,或称皮肤色素沉着也是相对较常见的术后并发症之一。色素沉着大多经很短时间即可消退,但有少部分患者色素沉着可持续长达 1 年的时间。大部分情况下色素沉着部位沿经治疗的静脉走行呈线性分布,这说明该区域的静脉已经不具有正常生理功能。然而也有注射部位皮肤出现色素沉着的现象,这多半与硬化剂导致的内皮损害、炎症反应、红细胞渗出相关。膝部以下皮肤,以及直径 0.6～1.2 mm 的静脉走行部位为高发区。受累部位通常在术后 6～12 个月内恢复正常。

色素沉着与许多因素相关,如硬化剂的种类、浓度,手术方式,术后治疗情况,静脉直径,压力(重力和血管内压)。另外,一些特殊人群出现色素沉着的风险较大,如先天易患色素沉着体质的患者,治疗期间使用其他药物,尤其是使用了米诺环素类药物(商品名:Dynacin,美满霉素)的患者。

预防的目标包括尽可能缩小坏死区域,防止内皮完全损害和红细胞渗出。现将能有效降低色素沉着发生率的预防性措施部分列举如下：

（1）使用经科研认证较少引起色素沉着和炎症反应的硬化剂，这类硬化剂包括水杨酸钠，甘油，铬酸甘油酯（CG）。

（2）在能达到治疗目的前提下，尽可能地减少硬化剂的使用剂量。液态硬化剂的效力较泡沫态的低，因此在使用泡沫硬化剂有必要调整浓度，尤其是在治疗"蜘蛛"静脉时。

（3）使用 3 ml 的注射器，不使用更小的注射器。这是因为注射器的直径（容量）越小，注射时产生的压力就越大，血管破裂及红细胞渗出的可能就越大。

（4）清除术后血凝块，方法为使用 21G 针头在凝结物上做一个小的切口，然后轻柔反复摇动针头以达到震碎血凝块的目的。

虽然有上述许多种治疗色素沉着的方法，但是与调 Q 激光治疗法相比，当中许多方法的疗效都是有限的，有些甚至存有疑问。

11.8.6 复发

治疗部位疾病复发的情况很常见，同时处理起来也很棘手，尤其是那些之前已经接受过硬化疗法治疗的患者。医生通过在术后 1 年对病人进行全面检查可以发现并清除可疑新生血管及先前未治愈的血管，但处理已经复发的血管则会显得有点力不从心。

复发的程度和范围一般与血管内栓塞程度相关，因此最重要的预防措施是尽可能地减少血管内血栓的形成。术后对治疗部位按压合适的时间对于防止复发是十分必要的。

11.8.7 其他罕见情况

其他少见的并发症和不良反应包括黑色素生成减退（危害较小），蜘蛛静脉纠集（如前所述），皮肤颜色改变，血管迷走反射（压力相关），局部皮肤多毛，一过性荨麻疹（可能为全身过敏的信号，需小心）。

11.8.8 神经损伤

在对一些神经分布较多的部位进行注射治疗时易导致暂时性皮肤感觉异常甚至是永久性神经损害。暂时性皮肤感觉异常通常持续不超过 6 个月，与局部炎症刺激表浅感觉神经所致，治疗方法包括应用非甾体类抗炎药（NSAIDs）。重要神经的损伤偶可出现，一般与操作不当，或病人静脉变异、畸形有关。

11.8.9 表浅静脉炎

压力梯度长袜（静脉曲张袜）的出现大幅降低了血栓性静脉炎的发病率，但是在某些情况下还是不可避免地会出现血栓性静脉炎。有些人由于血液处于先天性高凝状态，因而极易患血栓性静脉炎，其他易患情况包括怀孕，遗传性Ⅶ因子增多症，蛋白 C 缺乏症等。

表浅静脉血栓性静脉炎通常于术后 1～3 周出现，通常表现为色红、质脆的硬结，或沿静脉分布的色素沉着。许多情况下，术后加压包扎整个患肢（不仅是治疗区域）可以起到较好的预防作用，前提是包扎的压力和时间要适宜。

如果预防措施不成功,患者还是出现了血栓性静脉炎,那么治疗方法包括加压包扎,使用非甾体类抗炎药(NSAIDs),引流,频繁活动患肢,间断使用低分子肝素。

11.8.10　栓子及深静脉血栓形成

比较幸运的是,硬化疗法术后出现肺栓塞和深静脉血栓(DVT)的情况还是很少见的。不过由于 DVT 易被忽视和漏诊,其发病率可能被低估了。虽然很多病例无法快速准确的诊断出 DVT,但是总会有一些临床指征需引起医生的警觉,这些指征包括炎症体征(红、肿、热、痛和功能障碍),表浅静脉扩张,一些实验室指标如 D-二聚体异常,血管彩超和静脉造影结果异常。DVT 通常在术后 8～10 小时内出现,尤其是血液瘀滞最严重的时候。肺栓塞则通常在血栓形成后 5～7 天内出现。由于 DVT 和肺栓塞在不经治疗的情况下致死率极高,因此术后要对患者身体状态进行全面评估以排查危险因素,病情监测也是术后护理必不可少的一个环节。患者自身及其家属也要了解 DVT 和血栓形成的症状和体征,以便在发现时及时告知医生。

导致 DVT 的病因尚不清楚,不过目前研究认为患者自身的内在因素(高凝体质)和医疗过程的外在因素(血液瘀滞,内皮损伤)共同导致了 DVT 的发生。限制每个治疗位点硬化剂的使用剂量(0.5～1 ml),术后着合适压力梯度的长袜(30～40 mmHg),鼓励患者术后立刻活动患肢(尤其是肌肉运动),以上措施可减少血栓栓塞性并发症的发生率。另外,若患者具有血栓形成倾向,则必须对其进行术后严密监测以防止这类严重并发症的发生。

DVT 的治疗必须及时、高效、准确。外周应用或在栓塞部位直接注入溶栓物质如尿激酶、组织酶原激活物(t-PA)可以迅速溶解血凝块。其他治疗方法包括静脉内应用肝素抗凝治疗并在之后辅以华法林治疗,皮下注射肝素或使用低分子肝素制剂,如依诺肝素钠(Lokenox,克赛)。

11.8.11　空气栓塞

在正常状态下,少量的空气进入静脉系统后,在其随血流进入肺循环前便会被血液吸收,因而不会引起太大威胁。但大量空气进入血液,如应用泡沫硬化剂时,由于空气量超过了血液的吸收程度,未被吸收的空气便会导致空气栓塞,出现头痛,恶心,视觉障碍等症状,所有上述症状都是自限性的,且不会产生任何长期的后遗症状。

硬化剂不慎注入动脉可导致末梢循环坏死。这种情况虽然少见,但一旦出现,它将成为这名医生终生的困扰,因为没有任何一种硬化剂被注入动脉后不会出现上述并发症的,而且还是发展如此严重迅速的并发症。硬化剂注入动脉后可出现栓子形成,血管闭塞,血流停滞,血供区域坏死等症状和体征。最易受累的部位包括腹股沟,踝部后内侧区域以及膝部后方。

出现这类并发症后需立即进行治疗。一旦发现硬化剂误入动脉,应立即吸除误注血管内的血液和硬化剂,之后将针头留在原处,换用含肝素(10 000 IU)的注射器立即将肝素注入,这项操作需要医生的两手都很灵巧迅速,尤其是病人已经出现了急性严重疼痛时。后续治疗包括局部冰敷,肝素疗法至少 6 天,静脉注射 10%右旋糖酐 3 天,应用硝苯地平、肼屈嗪或哌唑嗪口服 30 天。同时还要定期进行直接溶栓治疗。

在血管彩超定位下进行注射治疗可以很好地避免将硬化剂误注入动脉，在对血管较密集的踝部进行注射治疗时，令患者取站立位可以降低误注动脉的风险。

11.8.12　过敏反应

全身过敏反应较少见，但也不是没有发生过这样的案例。有些过敏反应较轻微且呈一过性，然而有些则较严重甚至能危及生命。不过，即便是仅有轻微过敏反应的病人，也必须接受检查，并且严密监测是否有其他更严重的反应出现，如支气管痉挛、血管性水肿、过敏、肺毒性反应、肾毒性反应和心脏毒性反应。

一些较轻微的过敏反应，如荨麻疹，可以用抗组胺药羟嗪（安他乐）或苯海拉明（苯那君）治疗，此外尚可加用强的松进行短期治疗。血管性水肿，无论是否伴有咳喘，均需口服抗组胺药物，肌注苯海拉明联合静滴皮质醇药物治疗。静脉滴注氨茶碱，雾化吸入支气管扩张剂，服用皮质醇及抗组胺药物等可以缓解支气管痉挛症状，且无须后续治疗，但是医生必须意识到支气管痉挛很可能是病人出现过敏反应的征兆之一。

提示过敏反应发生的最早期征象包括荨麻疹，血管性水肿、皮肤瘙痒、焦虑不安、气喘、咳嗽以及其他一些不易察觉的变化。过敏反应中有 3 种典型症状可危及生命，需立即进行处理，包括支气管痉挛，呼吸道水肿和血管闭塞（全身血管扩张和心力衰竭），对此类患者通常需进行急救处理并转入 ICU 进一步治疗。处理方法包括应用肾上腺素维持血压，气管插管、使用茶碱类药物、吸氧等以建立和维持正常血氧浓度，此外还可应用皮质醇、苯海拉明等药物对症治疗。

现将一些容易导致过敏反应发生的硬化剂列举如下：

（1）乙醇胺油酸酯；

（2）鱼肝油酸钠；

（3）十四烷基硫酸钠（STS）；

（4）铬酸甘油酯；

（5）纯甘油；

（6）聚多卡醇（POL）；

（7）多碘化碘；

（8）高渗生理盐水；

（9）肝磷脂；

（10）水杨酸钠；

（11）利多卡因（甘油和高渗盐水中的添加剂）。

11.8.13　皮肤坏死

这类并发症发生较少，多呈自限性病程，与硬化剂的种类无关。导致皮肤坏死发生的因素包括硬化剂渗出，硬化剂注入小动脉，反应性血管痉挛，硬化剂注入淋巴，术后加压过度。

硬化剂渗出的程度和范围与其种类和所使用的浓度有关，尽管目前技术已经改善，但在针头回抽过程中,或进行穿刺部位较多时,仍会有少量硬化剂漏出进入周围组织,导致渗出的形成。毒性大的硬化剂渗出后对皮下组织的损害较毒性小的硬化剂严重,例如甘油和铬酸甘油酯对组织的毒性就要小于 STS。

在对蜘蛛痣区域一次性快速注入大量硬化剂时,容易发生硬化剂误入小动脉的情况。甘油被认为是误入动脉后对其造成的损伤最小,且不易导致组织溃疡的硬化剂。与误入动脉相似,硬化剂注入淋巴管道也可引起皮肤坏死,尤其是该段淋巴与静脉之间存在回流,且硬化剂毒性较大时。反应性动脉痉挛也是导致皮肤坏死的一个重要原因,而有些病人的体质易于出现血管痉挛(原因不明),强力按摩并局部敷以硝酸甘油软膏可缓解或消除痉挛症状。最后一种情况,术后包扎不良导致局部压力过高时,可使得该部位的组织缺血缺氧,最终导致皮肤溃疡的形成,因此我们才建议术后需长期穿压力梯度长裤的患者,在站立时产生的压力不得超过 40 mmHg,其他的预防性措施包括建议患者在下床活动时穿两层静脉曲张袜,直到上床休息时再去掉外层的静脉曲张袜,这样可以保持产生的压力在一个可接受范围内。

为预防皮肤坏死,我们可以采用稀释硬化剂的办法,同时在治疗结束后 60 分钟内,在可能出现渗出的部位注入适量透明质酸酶,以吸收渗出的硬化剂。

11.8.14　并发症及不良反应的总结

采用硬化疗法治疗蜘蛛痣和静脉曲张时所可能产生的所有并发症和不良反应都是可以预防的,然而即便做足了所有的预防措施,使用了足够先进的技术手段,也不能完全消除手术风险的存在,这些不可预知的事件中有些是轻微的、暂时性的、自限性的,而有些则可能是较严重的,甚至是危及生命的。因此,在进行手术前,医生需将手术过程、手术的利益与风险、后续的随访治疗、替代治疗方案等情况全部详细告知患者,在取得患者同意后再进行手术治疗。

11.8.15　治疗效果的比较

目前有许多研究对各硬化剂治疗蜘蛛痣的疗效进行了比较。其中 Curlin 和 Ratz 比较使用 0.5% STS、0.25% POL、20%高渗盐水及肝磷脂治疗蜘蛛痣的疗效,结果表明 POL 的耐受性最好,而 HS 和 STS 见效最快,但在总体疗效上,以上 4 种硬化剂并没有统计学上的显著差异。

Goldman 对比了 0.25% STS 和 0.5% POL 的疗效,发现差异甚微。另一项研究对 100%铬酸甘油酯(CG),0.25% POL 溶液,0.25% POL 泡沫进行比较,发现 CG 更易造成术中疼痛,但清除效果更好,且不会出现术后皮肤颜色改变(staining),新生蜘蛛血管纠集(matting)的现象,而是用 POL 则较易出现上述两种现象。Leach 和 Goldman 的研究比较了 1%利多卡因(含肾上腺素)2∶1 稀释的 72%甘油与 0.25% STS 的疗效,发现前者清除血管的速度和效果均要好于后者,且皮肤颜色改变的发生率也要明显低于后者。

11.9 激光治疗蜘蛛痣

11.9.1 回顾与展望

激光治疗是相对较新的一种治疗下肢蜘蛛静脉的方法,应用已越来越普遍,治疗技术也越来越精致。有趣的是,不像其他新技术的推广,这种新技术得以推广是来自患者,而非医生的功劳。激光治疗对术后新生蜘蛛静脉纠集,以及硬化疗法难以治愈的患者尤其有效,对于晕针、害怕看见针头的病人,激光治疗也是很好的选择。尽管存在上述各种优势,激光治疗还是有其局限性的,因为它毕竟只是硬化疗法术后的一种辅助治疗手段,并不能完全取代硬化疗法的作用。

11.9.2 基本概念和专业术语

"激光(laser)",是受激辐射式光频放大器(light amplification by stimulated emission of radiation)的缩写,可以产生特定波长的,具有单色性、聚集性、准直性的光束。"泵"是用来描述提供足够能量使激光光束得以放大的过程,这种能量可以通过不同波长的光,或者不同焦耳的能量来传输。单位面积内传输的能量大小称为"流量",通常用 J/cm^2 表示。所传输能量的功率用瓦特(W)表示,1 W 等于 1 J/s。单位面积内所传输的瓦特数,即 W/cm^2,称为"辐照度"。最后,"脉宽"指的是脉冲激光的宽度,单位为 ms。

激光产生治疗效果和负面效果的原理如下。当激光光束到达到皮肤表面后,可发生 4 种改变:散射、吸收、透射、反射。散射的程度与激光的波长以及皮肤中的胶原蛋白含量相关,而散射的存在可能导致邻近治疗部位其他组织的损伤,短波长的激光较长波长的激光更易出现散射。未被散射、透射、反射的激光光子可被皮肤吸收,从而起到治疗作用。对于医生来说,激光治疗的最大挑战在于不同静脉吸收激光能量的能力不同,但医生所能使用的激光却只有一种波长,因为除可调谐染料激光器外,尚无其他激光器内置了可调节激光波长的装置。换句话说,治疗深处的静脉较表浅静脉所使用的激光波长要长,但是由于激光发生器的限制,可使用的波长是固定而无法改变的。因此医生仅能通过调整功率、照射范围、脉宽等参数来达到治疗静脉壁全层和全周的目的。

激光通过发射脉冲式的光束,被血液中的血红蛋白吸收后产生的热量达到对静脉造成治疗所需要的不可逆的损伤,同时由于皮肤中黑色素的存在,激光的能量不足以损伤皮肤。

理想状态下,激光应提供足够精确的能量,达到正好损伤靶静脉同时又不造成包括皮肤在内的周围组织的损伤的程度。同时激光传输的时间也应足够准确,使其能正好凝固静脉壁的全层和全周,又没有出现破裂。然而在实际操作中,如此完美的设备和操作技术是不现实的,典型的治疗激光其波长在 600~900 nm 范围。

不同类型的激光所发出的光束的形状和波长都具有其独特性和特殊性。激光在应用于蜘蛛痣治疗时有着一定的优势,由于是无创治疗手段,术后不会出现硬化疗法中常见的并发症,这种风险上的减少并不仅仅体现在注入机体内的药物上。

波长较短的激光能更好地被血红蛋白吸收,但它们穿透皮肤的能力较弱,因而不能达到较深处的部位,同时由于它们也容易被黑色素吸收,两者对于激光的吸收存在一种竞争关系,导致血红蛋白所能吸收的激光能量减少,从而影响疗效。长波长的激光被血红蛋白和黑色素吸收的部分较少,但它们能更深地穿透皮肤,因而更深处更大的蜘蛛静脉对长波长激光的反应较短波长要好,且深肤色的患者对其耐受性较浅肤色的要好。

除上述因素外,还有其他一些需引起医生注意的重要因素。比如需要传输多少能量(J),以什么样的方式传输那些能量? 是用短暂烧灼的方式还是长时间脉冲方式传输? 尽管激光发生器发射的激光波长无法改变,但它提供了其他一些有限的参数可供我们调节,以达到更好的治疗效果,举例说明,堆积式脉冲使得皮肤温度可以在脉冲间歇下降,充分利用皮肤和血红蛋白之间不同的温度差异从而达到更好的治疗效果。除上述方法外,还有许多降低皮肤温度以免将其烧伤的方法(冷空气对流、冰块包裹、冷溶液装瓶冰敷、喷洒冷冻剂)。

许多种类的激光都能用来治疗蜘蛛痣,本章仅介绍目前常用的几种。

11.9.3 光的类型

毫无疑问,如今最常用的激光为可见光来源的脉冲式激光,包含在该分类内的激光有以下几种:

(1) 磷酸钛氧钾(KTP)激光,波长 532 nm;

(2) 黄色脉冲染料激光,波长 585~605 nm;

(3) 亚历山大激光,红外波长 755 nm;

(4) 半导体激光,红外波长 810 nm,940 nm,980 nm;

(5) 掺钕钇铝石榴石(Nd:YAG)激光,红外波长 1 064 nm;

(6) 强脉冲光宽带光源激光,波长 515~1 200 nm。

KTP 和倍频 Nd:YAG 532 nm 激光提供极短的脉冲光束,对完整的红色蜘蛛静脉的治疗效果极好。然而由于其波长较短,无法穿透皮肤较深的部位,且容易被皮肤表面的黑色素吸收,因而不作为肤色较黑的人群所选择的治疗方案。

半导体激光有多种波长可供选择,用于治疗蜘蛛痣的波长包括 810 nm,940 nm 和 980 nm。这类频谱的激光可以被血红蛋白很好地吸收,而黑色素吸收则较少,同时具有良好的穿透性,因此它们适合于治疗直径达 1 mm 的静脉。

Nd:YAG 1 064 nm 激光是下肢蜘蛛痣治疗中应用最广的激光。它较其他波长的激光穿透性更强,且被黑色素吸收更少。虽然它被血红蛋白吸收也较少,但它能很好地被水分子吸收。用这类激光治疗时往往需要较高的能量,但由于不易被黑色素吸收,高能量使用该激光并不会影响其耐受性。不足之处在于,术中疼痛是使用该激光治疗时常出现的症状。降温处理,如冷空气对流、冷水瓶装冰冰敷、局部喷洒冷冻剂常被用来缓解病人的不适感。使用利多卡因进行局部麻醉可使血管舒张,同样能缓解疼痛。

不考虑激光发生器的因素在内,无论使用哪种类型的激光都存在隐患,因此,医生在进行治疗时切不可随意更改能量传输路径,或随意加大能量传输的流量以导致过度治疗,否则可能导致皮肤变白、色素减退或皮肤坏死导致色素沉着(见图 11-18、图 6-1)。

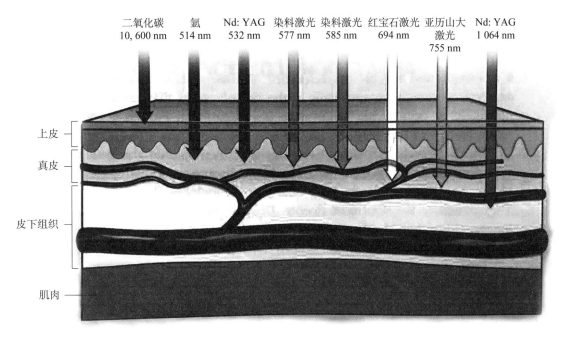

图 11-18　各种波长激光穿透力

11.9.4　手术步骤

如前文所讨论的一样,术前需要对患者进行评估,权衡治疗的利弊,对患者的影像学检查留底存档。之后医生根据患者的具体情况决定使用何种激光、以何种方法进行治疗。

前文曾提到较小的红色蜘蛛静脉通常位于皮肤非常表浅的部位,因此短波长的激光将是最佳选择。例如 KTP 532 nm 激光在这类红色蜘蛛静脉上应用得很成功;另外,Nd:YAG 1 064 nm 的激光对包括小网状静脉在内的较大静脉的疗效较 KTP 532 nm 激光要好。

选择好激光种类后,下一个需要确定的目标便是激光的照射范围,即激光光束的直径。光束直径越小,其能量就越集中,所需的能量就越少。对小静脉可以使用直径仅为 1 mm 的光束;而对较大的蜘蛛静脉(直径 1 mm 左右),则需要 2～4 mm 直径的光束来有效覆盖病变静脉。对于直径超过 1 mm 的静脉,6 mm 直径的光束疗效最佳。

接下来就要决定最佳脉冲时间、最佳脉冲间隔时间以及所需使用的激光能量总量。激光脉冲时间是另一个可调节参数,可以根据需治疗的静脉的情况对其进行调整以达到更好的治疗效果。小静脉较大静脉易被加热,因此治疗小静脉时仅需一个极短的脉冲时间,否则可能带来潜在危害;大静脉则需要较长的脉冲时间以达到所需的治疗结果。

有些激光呈堆积式脉冲释放,这样就允许在脉冲间隔期间对皮肤进行降温处理,因此对于这类激光,医生需要根据患者的特征设定一个合适的脉冲间隔时间。例如深肤色的病人降温过程比浅肤色病人长,所需间隔时间也就较长。能量设定有瓦特(W)和焦耳(J)两种形式;焦耳(J)包含了脉冲时间在内,而瓦特(W)则没有。大部分激光发生器其能量都是以焦耳的形式调节的。同样的,较大的静脉需要较多的能量。

最后,医生要选择合适的降温措施,可供选择的有冷空气对流、冰块包裹、应用空气制冷剂。撇开所选措施不谈,任何一种方法都必须在激光脉冲开始之前或结束之后立即完成。空气制冷剂的使用时间需要谨慎设定,因为过长时间的使用空气制冷剂可能导致血管痉挛,血液中用于吸收能量的血红蛋白含量下降。由于降温可以有效预防和缓解患者的不适,同时还能保护皮肤不受损伤,因此降温措施已成为激光治疗中的一项常规操作。

激光治疗最常见的并发症是皮肤烧灼伤以及由其所致的水疱形成,皮肤颜色改变,瘢痕形成等。烧伤的程度由以下几种因素决定,包括激光的波长,传输的能量大小,患者的肤色,以及患肢术前暴露在阳光下的时间等。短波长的激光由于容易被黑色素吸收,因此它较长波长的激光更易损伤皮肤,因此对肤色较深的患者使用短波长激光治疗时需十分小心谨慎。

治疗所用能量大小同样是导致皮肤损伤和影响其损伤程度的一个重要因素。事实上足量的任何波长的激光都有可能导致皮肤损伤。由于焦耳是以瓦特乘以时间的秒数来计算的,因此 100 ms 内传输 100 J 的能量与 20 ms 内传输 100 J 的能量是截然不同的。治疗深肤色患者时,使用长脉冲的 Nd:YAG 1 064 nm 激光可达到更为理想的效果,尤其是治疗较大的蜘蛛静脉时。

深肤色患者的皮肤表面含有更多的黑色素,与血红蛋白一样,黑色素也会吸收激光能量,因此深肤色的患者在接受治疗时更易出现皮肤损伤,医生在治疗时需小心谨慎。比肤色更重要的是近期患肢在阳光下的暴露时间,阳光的照射会刺激黑色素的形成,所以即便是浅肤色的患者在接受长时间的日晒后其皮肤黑色素含量也会上升,出现皮肤损伤的风险也同时上升,对这类患者,医生通常建议其在术前术后两周内避免接受阳光直射。

眼损伤也是激光治疗术后常发生的并发症,且不仅对患者,医生自己也可能受累。因此术前有必要给患者和医生佩戴合适的眼罩以阻挡激光的照射,有时还会用铅板屏蔽激光,在靠近眼睛的部位应用激光时尤其需要。

11.9.5 治疗效果的比较

到目前为止,仅有少数研究对激光治疗蜘蛛痣的疗效进行了对比。2002 年的一项研究报告指出激光治疗蜘蛛痣的效果较硬化疗法好。随后的一项研究也得到了同样结论,但是患者满意度调查结果则表明患者更倾向于接受硬化疗法治疗。2004 年的一项序贯研究对比了 Nd:YAG 1 064 nm 激光治疗后辅以硬化疗法治疗,与硬化疗法治疗后辅以激光治疗的疗效,结果表明硬化疗法治疗后辅以激光治疗的效果更好。

目前达成的共识是硬化疗法仍然是下肢蜘蛛痣的首选治疗方法,但是少数人认为激光与硬化疗法联合治疗具有协同作用,可以达到更好的疗效。然而 1990 年 Golman 和 Fitzpatrick 对此提出了质疑,因为他们的研究结果表明这种联合治疗的疗效与传统硬化疗法治疗相比,统计学意义上并没有显著的改善,不仅如此,联合治疗所产生的并发症也比单用硬化疗法治疗要多。

总的来说,目前的数据尚不足以支持激光治疗取代硬化疗法成为如今下肢蜘蛛痣的最佳治疗方法,它仅仅是后者的一种辅助治疗,以及治疗对针头存在恐惧或对硬化剂存在过敏患者的一种替代治疗方案。

参考文献

［1］ Biegeleisen H I. Telangiectasia associated with varicose veins：treatment by microinjection technique ［J］. JAMA，1934，102：2092.

［2］ Foley W T. The eradication of venous blemishes ［J］. Cutis 1975；15：665.

［3］ Nootheti P K，Cadag K M，Magpantay A，et al. Efficacy of graduated compression stockings for an additional 3 weeks after sclerotherapy treatment for reticular and telangiectatic leg veins ［J］. Dermatol Surg，2009，35：53－57.

［4］ Rao J，Wildemore J K，Goldman M P. Double-blind prospective comparative trial between foamed and liquid polidocanol and sodium tetradecyl sulfate in the treatment of varicose and telangiectatic leg veins ［J］. Dermatol Surg，2005，31：631－635.

［5］ Morrison N，Neuhardt D L，Rogers C R，et al. Comrparison of side effects using air and carbon dioxide foam for endovenous chemical ablation ［J］. J Vasc Surg，2008，47：830－836.

［6］ Curlin M C，Ratz J L. Treatment of telangiectasia comparison of sclerosing agents ［J］. J Dermatologic Surg Oncol，1987，13：1181.

［7］ GoJdman M P. Treatment of varicose and telangiectatic leg veins：double-blind prospective trial between aethoxysclerol and sotradecol ［J］. Derm Surg 2002；28：52.

［8］ Kern P，Ramelet A A，Wutschert R，et al. Single-blind，randomized study comparing chromated glycerin，polidocanol solution and polidocanol foam for treatment of telangiectatic leg veins ［J］. Dermatol Surg，2004，30：367－372.

［9］ Leach B，Goldman M P. Comparative trial between sodium tetradecyl sulfate and glycerin in the treatment of telangiectatic leg veins ［J］. Dermatol Surg，2003，29：612.

［10］ Lupton J R，Alster T S，Romero P. Clinical comparison of sclerotherapy vs long pulsed Nd：YAG laser treatment of lower extremity telangiectasia ［J］. Derm Surg，2002，28：694－697.

［11］ Weiss R A，Goldman M P，Bergan J J，et al. Sclerotberapy：treatment of varicose and telangiectatic ley veins ［M］. St Louis：Elsevier，2007.

Index

索　引